上池之水

郭育诚 著

郭育誠

中医古籍出版社
Publishing House of Ancient Chinese Medical Books

图书在版编目（CIP）数据

上池之水/郭育诚著．—北京：中医古籍出版社，2020.4（2022.1重印）
ISBN 978-7-5152-1998-1

Ⅰ.①上…　Ⅱ.①郭…　Ⅲ.①补气（中医）-研究 ②经脉-研究
Ⅳ.①R243 ②R224.1

中国版本图书馆CIP数据核字（2020）第034878号

上池之水

郭育诚　著

策划编辑　姚　强
责任编辑　李　炎
封面设计　谢定莹
出版发行　中医古籍出版社
社　　址　北京东直门内南小街16号（100700）
电　　话　010-64089446（总编室）　010-64002949（发行部）
网　　址　www.zhongyiguji.com.cn
印　　刷　北京市泰锐印刷有限责任公司
开　　本　710mm×1000mm　1/16
印　　张　12
字　　数　188千字
版　　次　2020年4月第1版　2022年1月第2次印刷
书　　号　ISBN 978-7-5152-1998-1
定　　价　58.00元

内容提要

华夏文化的四大发明——**指南针、造纸术、火药、活字印刷术**，曾撼动过去的时代，然而还有什么**遗珠之憾**，如同宝玉藏石中，却是当代全球文明最迫切需要的解药？

没错，正是从神农、黄帝、岐伯一脉相承的**中医学**。

中医学深植于几千年中华文化与社会之中，与每个人的日常生活息息相关、如影随行，而这样的应用知识又是如何代代传承，耳濡目染传递于社会各个阶层之间？**中医学**与当代主流的西方医学有何异同之处？

作者将昔日恩师王唯工教授的研究与教导，透过其中西临床医学的背景、药理学与医学工程的知识，以波的角度来诠释“气”与“经脉”。并在书中以科学的观点与证据逐一解释“气”“经络与针灸”“脉诊”“疾病与死亡”“五脏藏七神”“中药与方剂”“经方”“临床”与“养生”九大秘密。

科学的基本问题——“光”的波粒二象性，历经牛顿、爱因斯坦，争论数百年才得以确认；生命或医学的波粒二象性，是否也不只是**中医学**与当代西方医学最核心的差异，而是东西方文化看待生命之不同的观点。这个本质上矛盾的相互理解、整合与互补，或许是避免东西方文明冲突与重建世界新秩序的出发点。

《上池之水》既是作者献给恩师的反刍，也可以当作王教授大作《气的乐章》的注释版，是深入理解中医学核心与奥秘的最佳读本，更是体悟**汉民族“气”文化的经典之作**。

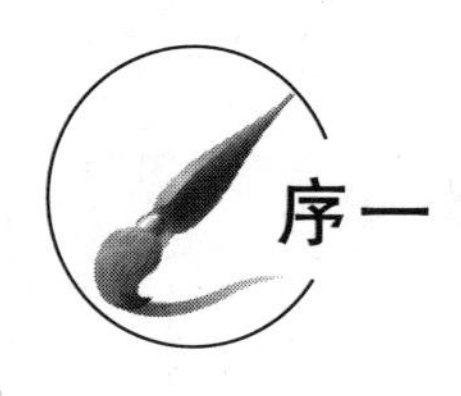

序一

承美国德州农工大学（Texas A&M University）荣誉教授邱春亿（George Chiou）博士之邀，推荐我为郭育诚博士所著《上池之水》一书在大陆的出版发行作序。我研读该书，发现其在台湾“当代汉医苑”出版发行时，已有耶鲁大学郑永齐教授为其写有“序”，认为该书深入浅出，与永齐院士多年用心倡导之“中医药全球化联盟”的宗旨“不谋而合”。邱春亿教授也认为其“对提升中医药的科学认知与中西医之结合”有益。林昭庚教授指出该书“对民众认识中医、了解中医、喜欢中医”有益，并“期望中西医师能打破藩篱，共同结合中西医学，为造福人类的健康而共同努力”。

该书系统介绍中医药学基本知识及相关学者的理解及研究，对读者很有帮助。该书以《上池之水》作为书名，饱含意蕴。盖“上池之水”一词，语出《史记·扁鹊仓公列传》，意为“饮上池之水，传活人之术”。《史记》此节，亦可见于《战国策》《名医别录》《本草别录》等书的转载。所谓“上池之水”，历史上有过不同的理解，一般泛指为“未接触地面之水”（“水未及地”）或指“承取露水”之类以和药作治疗用，当然也有认为系指“口中津液”者，盖取其企望获取神效之意。本书以《上池之水》命名，实为期盼中医药知识之传播、应用和研究，将对民生健康带来巨大效益之意。吾人于此可以窥见本书作者对中医药学术之热爱，并真正期盼其对人民生命健康有所救助云。

是为序。

中国科学院院士　陈可冀

2018年8月于北京西苑

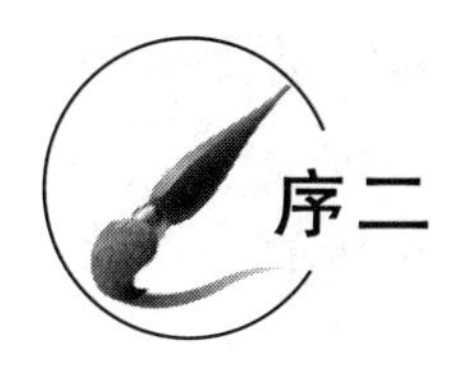

序二

中医为人类治疗和预防疾病服务了几个世纪，并且也改善了不少个体的生活水平。其处方主要由草药的混合使用而组成，包括主药与辅助药物，分别应用它们的活性成分与增效作用。中医的处方是基于整体观、个体症状以及现阶段的病理状态而开出的，这个医疗体系运用系统生物学方法与个体化医学，构成了初期形式的中西医结合。

然而，中医学与西方主流医学的结合目前面临巨大的问题，例如缺乏实证研究以证实其功效，以及不同批次制剂当中的活性成分难以稳定和规范，此外，活性成分的适用范围与作用机制通常也是未知的。中医的诊断与药剂必须能以标准化来达到质量管控，方能确认并提升其疗效。

另一方面，对于复杂的疾病，如癌症、营养代谢性疾病、自体免疫性疾病、老年疾病等，西医学过去采取的单一机制作用药物与简化模式，已不太奏效。从整体上应用多种药物，将会发展成未来主要的治疗模式。

因此，从中医药中“回溯历史”以便“再发明新药”成为当务之急，并得以缩短当前临床应用的空窗期。我们在耶鲁大学的团队研究出基因药理分析方法（phytomics）来评价处方的一致性，并证实《伤寒杂病论》中的“黄芩汤”可以增进抗癌药物的作用。

郭育诚医师是我的好友台湾大学药理研究所邓哲明教授的高足，也是邓教授指导的少数具有西医背景的研究生，想必邓教授寄很大期许于郭医师。2004 年，郭医师刚刚兼任助理教授时，邓教授就对其训勉“你已是一位名医了，但药理所长期以来有一贯社会责任的传承，身为一位横跨中西的医师，并在药理所研修，又取得台大电机所医学工程博士学位，必须在学术研究上有所建树，方不愧你所受的教育。”

在此番严肃的训示下，郭医师才将其过去五年来未曾公开的临床中药与经方归经暨标准化的研究向老师报告。在了解之后，邓教授高兴地说“这项研究是一个很重要的课题，但不易为当前主流医学学术界所接受与认可，目

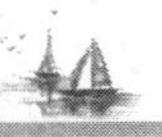

前只能耐心地透过临床病例进行开创性的探索，并建立数据库，最后必须在有规模的机构与充足经费的长期支持下方能落实”。

2007 年，在第三届世界中西医结合大会主席陈可冀院士的邀请下，郭医师与我同在大会担任特邀演讲。我方才知道半年前在台北研讨会上与我讨论“黄芩汤”适应症与禁忌症的青年学者，从事着这么有趣的研究项目。

身为中药全球化联盟的主席，我邀请郭医师来参与联盟的学术活动，并在其代表所属台北医学大学提出申请与报告后，于 2008 年通过联盟的审核而成为联盟学术单位的一员。

郭医师进行的研究是透过脉诊的客观测量与记录，将中医病理与药理指标标准化，并透过数字化且彼此对应的病理矩阵与药理矩阵，建立实证的中医临床诊断与治疗，不但有助于提高临床疗效，也提供了中医临床标准化的可能途径，这必须有丰富的临床经验与跨领域的科学知识方能胜任。

郭医师撰写这部科普著作《上池之水》，不但将其过去数年间的讲演、临床心得与授课内容整理成书，并藉由深入浅出的比喻，帮助一般大众来正确认识中医，其用心正与中药全球化联盟的宗旨不谋而合。企盼在不久的将来，可以见到中医科学化与中西医结合理想的实践，进而发展出更有效且经济的医疗体系来关爱人类的健康。

郑永齐

中药全球化联盟主席

耶鲁大学教授

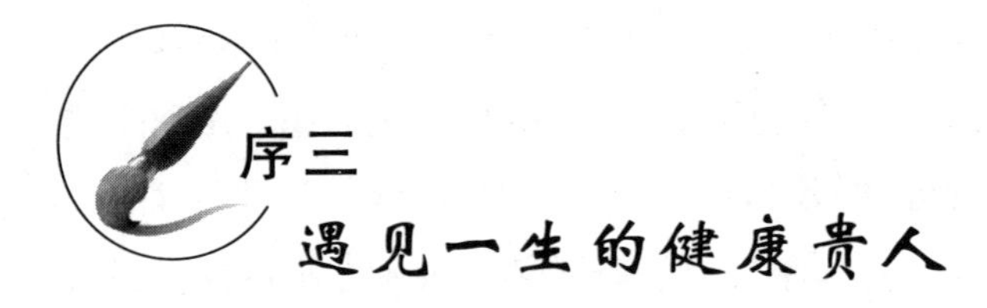

序三 遇见一生的健康贵人

我们夫妻俩很幸运，一生遇到很多贵人。有关照我们心灵、传授我们养生功法、带领我们生命精进的老师；有照顾我们身体健康，让我们免于疾病痛苦的医师，而郭医师正是照顾我们身体健康最重要的贵人。

认识郭医师是因为到青海参加学术研讨会的缘分。看了郭医师透过脉诊仪（王唯工博士发明的可精确把脉的工具）测量与他的说明，意识到我们夫妻俩因长年忙于公务，严重透支身体，病得不轻，这才痛定思痛，下定决心好好调养身体。在郭医师的悉心治疗与指导下，我们彻底改变饮食与作息习惯，总算恢复健康。

郭医师很重视饮食，“吃对的食物”是我们改变习性的第一步。但数十年的习惯说改就改，谈何容易，刚开始我们常偷吃“违禁品”。但脉诊仪很灵，每次只要吃了不对的食物，一定会被发现，且常导致病情反复胶着。郭医师很耐心地要求我们写饮食日志并逐日批改，说明哪些食物当时为何不适合吃。加上我们的身体变得愈来愈灵敏，只要是不该吃的，身体会自动排斥，终于知道“不能再这样”，就死心塌地乖乖吃身体该吃的食物了。

三餐我们尽可能多吃米饭、蔬菜，少吃过去爱吃的面食、水果。尤其是早餐，我们吃米饭、白煮蛋与只加少许盐与橄榄油的五颜六色烫蔬菜（一锅水就煮好了，很简单）。简单的饮食吃久了，不但甘之如饴，心思也愈来愈纯净，需求也越来越低，这才体会到：原来饮食不仅能影响身体，还能影响心性，难怪出家人要谨守戒律，更印证了多数调味料都是身体并不需要的。

除了饮食，郭医师也常叮咛我们要定期刮痧，以免身体阻塞生病；要穿有领子的长袖衣服，戴帽子、围巾，避免受风寒等。这些看似老生常谈的养生知识，却非常实用，与我们所熟知的“预防重于治疗，上医治未病”的观念不谋而合。

人们对这些养生方法常常知其然，却不知其所以然，更不是三言两语就能理解透彻。很多病人常跟郭医师抬杠为什么要吃米饭？五谷米岂不是更营养？为什么不吃水果，维生素 C 摄入不足怎么办？因此郭医师花了六年时间，针对他行医多年，患者五花八门有关养生与中医治疗的相关问题，用深入浅出的文字写就这本书，逐一揭开中医与人体养生的神秘面纱，并提供食衣住行等很多简单易行的养生秘诀。整本书读来，彷佛郭医师就在眼前现身说法一样，非常生动。

郭医师看病时很亲切，但惜言如金，很多朋友都说他“很酷”。熟悉之后，会发现他酷酷的外表下，其实有颗很柔软、视病犹亲的心。

有次看病他感性地说，“我们当医师的，只能倾全力将你们治好，让你们能为社会多尽点力、造福民众。”当场让我们热泪盈眶。他曾说，希望“脉诊仪”能普及，让家庭医师来了解病人的健康状况，以更有效地帮助病人，而不需要到医院去做很多昂贵的检查。让我们看到他仁医背后那份对患者的热忱。

这是一本好书，若能认真遵照执行，对提升身体健康，必定立竿见影、获益匪浅。但提醒读者朋友务必认真对待，才能终生受用。若只当作一本养生书来读，就可惜了！

杨铭钦

台湾大学教授

李玉春

台湾阳明大学教授

序四

促进中西医的革命性进步，开创性研究的无私分享

郭育诚医师（教授）是小我三十届台大药理学研究所的校友。认识之初我就被他渊博的学识所吸引，他不但精通中西医，还是电机工程博士，他是少有的能把中西医学与人文自然科学融汇贯通的“科学医师”。

我自己开拓并从事眼科药理学的研究已有半世纪之久。其中涉及中药科学化并应用于临床西方医学的研究，亦三十载。因此，对中医药的深奥药理十分倾心，更对中西医结合的观念十分赞同。但要把中西医合成一体，并运用科学架构验证、活用却并非想象中那么容易。

可是，郭医师居然用自然科学的理论，把中西医领域结合，透过深入浅出的语言与文字解释出来，并且毫无保留地公诸于世。身为中国中医科学院顾问，我有许多机会能与当代中医大师交流，但唯有郭医师能在短短一小时内，用科学化的研究内容让我清晰地理解了中医的奥秘。他的无私医德令人佩服，也令世人深信中西医之结合并非不可行。

“脉诊”乃数千年来中医的精髓所在。遗憾的是，这个精髓在过去难以用现代科学解释清楚，而广遭西医执业人士诟病。郭医师师承王唯工教授，用基础的数理工程方程式解析出脉搏的物理特征，并通过计算机的分析呈现出脉搏中五脏六腑的不同病理变化与药理反应。

更难能可贵的是，同一组脉诊数据还能分类出哪种药物可用于治疗哪个脏腑的疾病，并且可以正确地看出治疗后的实际情况。如此一来，脉诊就能轻松地应用到临床诊断、治疗与预后评估之中，还能精确地运用传统中药方剂来处理各种疑难杂病。这不仅仅使中医药的科学化与西用可令人信服，更可直接应用于西医治疗病人的诊断和疗效评估之中。

2007 年，在我的引荐之下，中国眼科名医、当代中西医结合泰斗唐由之院长，特别邀请郭医师前往北京中国中医科学院附属眼科医院演讲。两小时

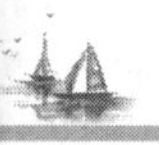

的内容，令唐由之院士大加赞赏郭医师所从事的研究，并言称将会与他当初为国家领导人治疗眼疾的成就一样，让一半医师大为激赏，而另一半则深感失落。激赏的是那些信仰中医的医师，失落的是那些对中医有偏见的医师。

演讲前一小时，世界针灸学会联合会前主席王雪苔专程致电到医院，并向郭医师致歉，因其刚接受完手术不便亲至会场，委由资深教授代为出席，可见郭医师在他心中的地位。可惜次年王雪苔主席不幸辞世，否则这一系列研究将能更早受到重视而发扬光大，并造福世人。

如今《上池之水》即将出版，我以一位医学创新领域拓荒者的经验，深知开创性研究与探索过程的孤寂、艰辛、挑战与价值。郭医师的科学发现，不但能提升中医药的科学认知与中西医之结合，更能促进西医的诊断与治疗。他的贡献将会为中西医治疗带来革命性进步，让我们拭目以待。

邱春亿

德州农工大学医学院眼科药理研究所所长

青光眼药物 Timolol 发明人

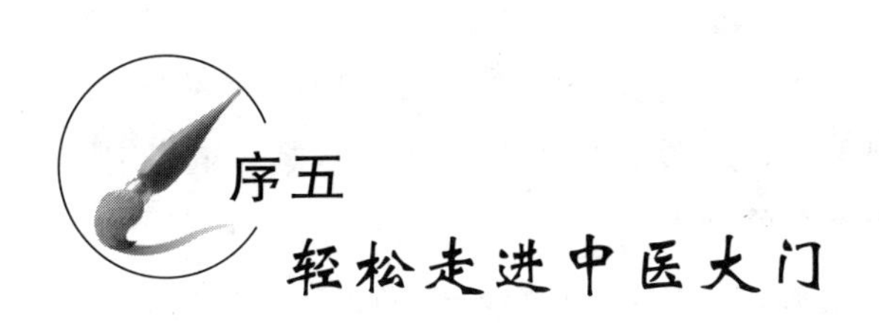

序五 轻松走进中医大门

中医学为我国的传统医学，《内经》即为最早的一部医学经典，该书开创了中医特有的理论体系。及至东汉张仲景汇集历代医家的智慧，对疾病的发生、发展、治疗、预后及康复进行精辟的见解，写就《伤寒杂病论》。该书创立了六经辨证并奠定了中医辨证论治的基础，为第一部理法方药完备的医学经典，故为后代医家推崇为“方书之祖”“治病之宗本”，张仲景亦被后人尊称为“医圣”。

《伤寒杂病论》不仅为传统医学的巨著，更为中医学术思想的主流。以仲景思想指导的中医学的崛起，更将中国医学带入一个新的阶段，不仅影响后来的传统医学，其影响还远及日本、韩国、东南亚及欧美等地，为中医在世界传统医学史上缔造了辉煌历史，占据了重要的地位。

“中医”一词即为中国传统医学的代名词，亦称为“国医”。日本将以《伤寒杂病论》为经典的中国传统医学称为“汉方医学”。传至韩国的中医原称为“汉医学”，1986 年后，更名为“韩医学”。

本人从事中医研究及临床工作多年，并于世界各大医学院教授中医药学，大力宣扬中医传统文化，热爱汉方医学，以传承中医文化为己志。个人开设的中医诊所亦以“汉方”为名，即标示“汉医”曾为中医的原名。

郭育诚医师为本校医学系杰出的校友，在校接受了现代医学的系统教育，经过严谨的科学训练后，有感于西方医学之不足，再回头钻研传统医学，并独钟中国医学的仲景思想，奉《伤寒杂病论》为圭臬，经考试取得中西医师资格。为探讨汉方的奥秘，并希望能以现代医学解开中医之秘，郭医师进入台湾大学药理学研究所攻读硕士；同时为推动中医的科技化，再度进入台湾大学电机研究所取得医学工程博士学位；毕业后为服务病人创立“当代汉医苑”中医诊所，其对中医的热爱，在时下年轻的中医师中确为不可多得，其不仅以传承中医学为任，更以创新汉方医术为志。

郭医师多年来致力于经方学说的临床研究，倡导《伤寒杂病论》的方证

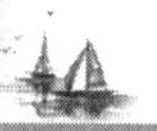

辨证，并将擅长的脉诊仪应用于临床诊断，以现代科学整合中西医学，融合古籍经典与现代科技，以期再现东汉《伤寒杂病论》的巅峰智慧，重启中医的乾坤，再现中医的风华，造福世人的健康。

为揭开中医的神秘面纱，使大众能一窥中医的堂奥，郭医师特将其多年来的演讲、授课精华与看诊的临床心得，汇辑成专书，名为《上池之水》，依序分为气、经络与针灸、脉诊、疾病与死亡、五脏藏七神、中药与方剂、经方、临床、养生的秘密九章，以深入浅出、浅显易懂的语言，叙述传统医学的丰富内涵，期望读者能轻松走进中医的大门，挖掘中医的宝藏；并使一般民众能走近中医、认识中医、了解中医、喜欢中医，并将中医的养生保健知识应用于生活中，活出健康的人生。

值《上池之水》即将付梓问世前夕，期望中西医师能打破藩篱，共同结合东西医学，为造福人类的健康而共同努力。更希望本书的读者能活用本书拥有健康。并藉此向多年来默默耕耘，致力于中西医结合、无私奉献的郭医师，致以由衷敬佩。谨酌数言乐为之序。

林昭庚
中国医药大学教授

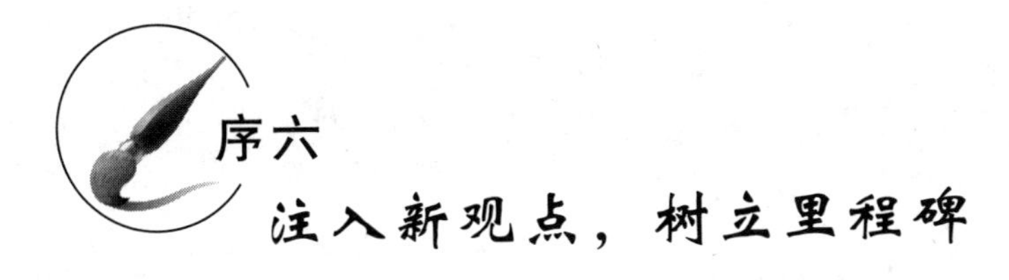

序六 注入新观点，树立里程碑

第一次和郭医师见面，是在一个研讨会上，当时我认为大部分中药没有治疗高血压的功效，但他却认为大部分西药也没办法治疗高血压，我俩就因这场论辩而结识，我欣赏他的论述，立刻邀请他到宜兰演讲。在此之后，我们曾经促膝长谈，内容有公、有私，过程有哭、有笑，而这份情谊一直延续至今。

郭医师毕业于中国医药大学医学系，是台大药理学硕士、医学工程博士，他是我认识的医师中，少有的能把中医诊疗用现代医学阐明的人，并能利用自身多学科的专业背景，善用“脉诊仪”为病人诊断，既为几千年中医脉诊注入新解，又为中医现代化奠定基础。

很高兴看到《上池之水》这本书出版，其为中医的基础科学、诊断、疾病、治疗、临床和养生打开了一道大门，注入了许多全新看法，并用可理解的现代语言详尽解析。不仅一般人皆可看懂，也是值得中医师深入探究的一本书，它的出现为中医的推广树立了新的里程碑。

我们可以骄傲地说，对于中医，我们已经渐渐解开其中奥妙，也很庆幸能有一位有智慧、肯用心，且兼具中西医师和电机博士背景的中医师为中医发展披荆斩棘。

黄林煌医师

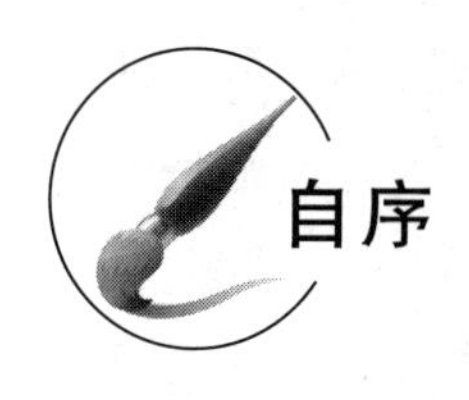

自序

长桑君出其怀中药予扁鹊："饮是以上池之水，三十日当知物矣。"乃悉取其禁方书尽与扁鹊。忽然不见，殆非人也。扁鹊以其言饮药三十日，视见垣一方人。以此视病，尽见五藏症结，特以诊脉为名耳。

《史记·扁鹊仓公列传》

2007 年，在我为 7 月于吉隆坡召开的医药大会准备演讲题目"实证医学——脉诊与中医科学化的研究"的过程中，脑海里不时浮起记忆。回想二十年前，我还是懵懂的高中毕业生，怀着对中医的向往，选择了以中西医一体化为理想的医学院，展开医学生的求知之旅。在那月色渐退的清晨北港牛墟中，三两好友的各言尔志，深以为同时学习了中医与西医，或许能在有生之年达成此生最大的期盼——解开中医的秘密，并以此济世救人。但四年下来，就如同大多数的学长与校友一样，我也必须从中医与西医中做出选择，因为中西医的基础架构彼此之间的差距太远了，不但交集的部分不多，矛盾之处更是比比皆是；越是深究其中不同之处，就越发使自己濒临神智错乱。

就在面临抉择之际，我很幸运地参与了王唯工教授以脉诊分析针刺足少阴原穴太溪的实验。在升大五前的那个盛夏，整整一个白天，除了做实验以外，我将四年来在医学院中百思不得其解的核心问题，一一提出向王教授求教：气是什么？经络存在吗？脉象如何能诊断体内脏腑的疾病？针灸如何治疗疾病？中药归经如何作用？方剂原理的基础是什么？《内经》与《难经》等经典阐述的是真理吗？中医的基础理论有科学根据吗？为什么无法以西方医学解释中医的核心理论？

一整天下来，困扰我多年的疑惑如大雾散去，尽数了然。自此以后，所有艰涩的中医经典对我来说不再是天书，照着《难经》阐述的操作型定义来执行，生命的另一个角度清晰明亮地跃于面前。这时我想起了《史记》中的记载"扁鹊饮长桑君药以上池之水，三十日而知物矣……"，原来这个故事并非只是一个传说，其背后呈现的是一个生命原本就存在，但迥异于物质角度的面貌，不过是由系统性能量与波动的角度切入。当我们学会了以另一种角度观照生命，就能够如扁鹊等历代名医般洞见身体的波动；这时无论是望诊或脉诊，甚至于各种先进的医疗仪器，都会告诉我们同样的答案。

生命真实的展现不只存在于直觉感官认知的时间域，透过傅立叶变换转到频率域，将呈现出与周期性的宇宙星辰日月谐同一致、周而复始、生生不息的波动世界，并以共振达到最高的效率与秩序。这个时间域与频率域的转换与对应现象，就像是现代物理有关光子与光波的二元对立，也像是整体经济学与个体经济学的差异，各有其长之范围，也有其短之限制。讨论同一个主体，彼此虽有交集，但此所强之处必为彼所弱之点。这种二元对立、阳进阴退、阳消阴长、阴阳相对的系统观，如复数的实部与虚部一样同时存在并影响着生命实体。完善的医学必须能同时面对这个二元对立的道理，也就是岐黄道家所谓的阴阳盛衰之道。知此盛衰之道，方为知物之理。

盛夏的问道顿悟使我从医学系毕业生转为专门处理疑难杂症的中医师；也为了能深入中医药的研究，我从药理学研究所转投到电机工程研究所的医学工程博士班，以深入学习不同科学领域的研究方法。而这些十几年前汇集的疑问与答案，一方面成为我继承经方治疗出神入化的坚实基础；另一方面，也成为我在台北医学大学担任助理教授，指导研究生“中医药研究方法”的内容。生命如梦，似波似电，彷佛如此。

几年下来，经过多场国际学术研讨会的邀请演讲后，我更加明白，在有限的时间与知识基础之下，是不可能将中医的奥秘真实地完整展现。唯有将这些内容以文字的形式呈现，方能有足够的内容与合宜的形式来帮助那些对中医疗效好奇的医疗人士与广大的民众来共同探索这个流传两千年的中医的秘密。而这些自长桑君、扁鹊、张仲景代代相传的经方神奇疗效，也才能让更多人真正受益，而不再只是少数人代代珍藏的秘方。

上池之水——这个帮助扁鹊吞咽、消化从黄帝、岐伯传至长桑君的千年奥秘的神奇灵药，其中蕴含的许多秘密，透过今日科学之研究，使我们可以深入地理解其中蕴含的文化宝藏，并用以疗君亲之疾、救贫困之厄、保身长全及养生。接下来就让我们一起来分享并传承这些秘密。

郭育诚

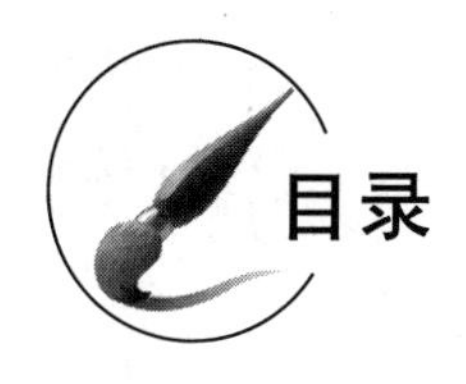

目录

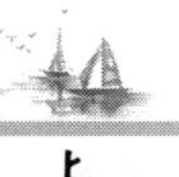

第一章

气的秘密

黄帝问曰：五气交合，盈虚更作，余知之矣。六气分治，司天地者，其至何如？岐伯再拜对曰：明乎哉问也！天地之大纪，人神之通应也。

帝曰：愿闻上合昭昭，下合冥冥，奈何？岐伯曰：此道之所主，工之所疑也。帝曰：愿闻其道也。岐伯曰：厥阴司天，其化以风；少阴司天，其化以热；太阴司天，其化以湿；少阳司天，其化以火；阳明司天，其化以燥；太阳司天，其化以寒。以所临藏位，命其病者也。

《素问·至真要大论》

关键词：气、阴阳五行、周期性波动、共振、傅立叶分析、谐波

公元二世纪东汉蔡伦发明的**造纸术**，让纸张成为全世界所有文化与知识留存的主要载体；十一世纪**活字印刷术**的发明，不仅促进了全球知识与信息的传递，甚至推进了宗教革命；十三世纪随着成吉思汗的军事扩张，**火药**震撼了欧亚大陆，改变了战争的形态，拓展了城邦的疆域；而黄帝发明的**指南针**改良为**罗盘**，更透过郑和船队下西洋，拉开了大航海时代与殖民时代的序幕。

华夏文化的四大发明，曾撼动过去的时代，当今这个时代还有什么遗珠之憾，如同宝玉藏石中、钻石埋海底，却是当代全球文明最迫切需要的解药？

没错，正是从神农、黄帝、岐伯一脉相承的**中医学**。

中医学深植于文化之中，与每个人的日常生活息息相关，而这样的应用知识，又是如何代代传承，耳濡目染传递于社会各个阶层之间呢？

一、“气”的文化

华夏文化一以贯之强调“气”。在日常生活中，“气”无所不在。世界各地的华人，无论旅居何处，离乡多久，见面总是从“天气”谈起。接着问候彼此的“气色”，或者最近“运气”如何？讲到市场，最怕没“人气”；一旦老板或老婆发“脾气”，整天就落得一身“衰气”，浑身没“元气”。这些日常的用语，看似老生常谈，却是文化与中医的交集与核心。

在中医的经典中，“气”更是贯穿了整个脉络。若不能深入了解“气”，不但无法掌握中医的精髓，对于华夏文化的精华，如**山**、**医**、**命**、**相**、**卜**等应用的论证，更加无法理解。

1. 揭开气的神秘面纱

最早关于“**运气**”的讨论，大约出现于公元前一世纪，记载在《素问》中，黄帝询问**鬼臾区**[①]其先人流传下来的知识与应用的范围。事实上，早在《内经》成书几百年之前，这些系统化、规律性的知识，便已经一代一代传承下来，指导着**农**、**渔**、**狩**、**牧**各种不同聚落的生活。

《素问·至真要大论》完整地将“运气”的规律与变化，总结成**一甲子六十年的周期循环**。

“主气”“客气”与“复气”[②] **的交互变化，贯穿了天、地、人之间的“常”与“变”**。这样的应用知识一般归于“阴阳五行”的体系，小则影响到医师对病人病情的掌握，大则影响到战争的胜负与天下之大势，并且也口耳相传于市井小民的章回小说之中。

2. 英雄的气运与《伤寒杂病论》的诞生

谈“气”最有名的，当属罗贯中《三国演义》中描绘的**赤壁之战**，生动

① 详见《素问·天元纪大论》。
② 详见《素问·至真要大论》与桂林古本《伤寒杂病论》第三卷“六气主客”第三。

刻画了“主气”“客气”与“复气”在“天气”层次对战事的影响，也借此品评了千古英雄人物的底蕴。

值得注意的是，《三国演义》中故事发生的时代，正是医圣张仲景完成不朽医学名著《伤寒杂病论》的时代，皆在东汉末年，约公元三世纪。

《伤寒杂病论》整合了《内经》《神农百草经》等医学宝典，是划时代的不朽著作，对人体的健康、致病原因、治疗方法，都有系统完整的记载，经过一千八百多年来的临床验证，至今依然是一部非常有效的医学宝典。

《伤寒杂病论》以气的思想为基础，论证天、地、人之间的关系，身处中国不同时代的知识分子，包括诸葛亮、曹操、罗贯中在内，对气均有相当的认识与修养。

当周瑜与诸葛亮达成火攻的合作战略后，周瑜只高兴了半天便托病躲起来，因为这时冬天的“主气”为西北风，由长江北岸吹向南岸将长驱直入周瑜的东吴水师大营。不知有“复气”的周瑜被诸葛亮猜出了心病，并开出一剂建祭坛**“借东风”**的妙计良方，周瑜虽然半信半疑，但还是依诸葛亮的战略，一步步地布置“连环船”“打黄盖”等战术。

另一方面，面对东吴谋士庞统的火烧连环船计谋，曹操笃定地回应身边谋士，**“主气”为西北风**，东吴火攻不足为忧，火将烧往东吴水师。但当黄盖诈降时，却反常地吹起东南风，曹操仍自信地回应身旁将领**“偶一复气，不足为惧”**。因为这类反常气候从经验上讲应是稍许即逝；曹操明知此反常气候为复气，犯的并非轻敌之失，而是知识的局限；他没料到的是，诸葛亮能将抽象的理论落实到实际的应用。

诸葛亮凭借对水温的测量捕捉到隆冬主气**“寒气”**的**极致与反转**，推算出**“复气”出现的时机与历程**。偶一复气竟然延续成三天三夜的东南风，再配合黄盖适时诈降的自杀舰队，江北曹操的水师大营与上千艘船舰付之一炬，樯橹灰飞烟灭。再加上孙刘联军的夹击，曹操只有遁走华容道，兵败如山倒，赤壁之战一举奠定三国鼎立的局面，也让羽扇纶巾的诸葛亮赢得“天下第一军师”的千古称颂。

诸葛亮对“运”“气”的掌握，让周瑜惊赞其“鬼神莫测”，进而感叹“既生瑜何生亮”，欲除之而后快，深恐危及东吴霸业。

而曹操在兵败赤壁脱离险境之后，失声痛哭，人们以为他因兵败而哭，他却回答是为谋士郭嘉在南征赤壁之前英年早逝而泣，“若郭嘉复生，不至于有如此之败”。曹操以郭嘉的缺席为赤壁的胜负下脚注，也标示出掌握“运”“气”的知识远胜于百万雄师，除郭嘉之外，北方诸雄与江东群儒竟无人可与诸葛亮分庭抗礼。

虽然华夏王公贵族与庶民草芥对“气”的文化耳熟能详，但是**“五运六气”“阴阳五行”之中**变化的奥秘与应用，和中医的传承相似，自古以来只在少数人之间代代相传，连曹操、周瑜也未能一窥全貌。

二、气究竟是什么?

那么**气**的定义到底是什么？是气态或液态的流体？还是热力学下无形的能量或代表趋势的熵（Entropy）？

1. 周期性的波动

根据我多年研究的心得——“气”其实泛指**周期性波动**的现象，也就是具备**波的性质**的各种主体，当然也包含流体、能量和熵。若现象的主体是**物质**，就有数量上“增”或“减”的周期波动；若现象的主体是**能量**，就具备“功”或“能”的转变；若现象的主体是**信息**，就会呈现“消”与“长”的周期性变化与趋势，甚至单纯如“开”与“关”的**阴阳**变化；若现象的主体是**生命体**，自然会出现“生”“老”“病”“死”周期性的消长波动。

这样解释应该就很容易理解为何大多数的**气**都具备周期性反复的规律。老生常谈总是劝人把握一年之计在于春的**生气**与一日之计在于晨的**朝气**；要一鼓作气乘势而上，而不要到了**暮气**之时，才想逆势改变**死气**沉沉的局面，因为此时已再三而“气竭”了（一鼓作气，再而衰，三而竭）。因此《医宗金鉴》[①] 中对外感病情才有“朝安”“昼慧”“夕加”“夜甚”的描述，即提醒医师须留意病情会随着每日周期的时序所演变。掌握周期性规律的秩序，

① 《医宗金鉴》刊行于清乾隆七年（公元1742年），是当时清朝政府编辑的医学丛书。

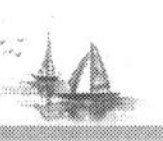

才能在关键时刻扭转乾坤、事半功倍，这就是“**天人合一**”的道理，也是物理学中共振的原理。

2. 维持最高效率与共振

周期性波动的主体若要**维持最高的效率**，最佳的方式就是满足**共振**的条件，尤其是生命体。在物种进化上，维持最高的能量效率是生存最重要的因素之一，所以大多数传统医学的学者会主张“气”就是能量；而王唯工教授在其著作《气的乐章》中主张“气”就是“共振”。即能量只是气的形式之一，而共振则是气的基本特性。

共振在物理学上的定义，是指“**在外部驱动的强迫运动下，当两个振动的频率相同时，振幅最大的现象**。”

共振现象最显而易见的例子莫过于**音叉**之间的彼此响应：当一支振动的音叉发出固定的音频声波，靠近另一支无声不动的音叉时，在**阻亢匹配**的条件下，共振现象自然会发生。此时原本无声不动的音叉也会发出同样的音频声波，只是在能量守恒的条件下，原本振动音叉的一部分能量会传递到另一支音叉，所以振动的振幅将会减弱。在几乎没有阻尼的理想条件下，两支音叉“共振”的现象可以维持很长一段时间而不停止，音波在两支音叉之间互相传递与储存；但在一般有阻尼的情况下，就必须不断借助外力加入能量，否则振动的幅度将会持续衰减直至停止。

共振是宇宙间最普遍存在和频繁发生的自然现象之一，甚至可以说，是共振产生了宇宙和世间万物，没有共振就没有世界。我们常说“万物生长靠太阳”，也可以说是“万物生长靠共振”。就像光合作用，是植物的叶绿素与太阳光光谱的某些特定频率发生共振，才能吸收能量与二氧化碳，转换成氧气与养分。所以没有共振，植物便不能生长，人类和许多动物就会失去食物与氧气的来源。

既然共振是宇宙万物的普遍规律，当然也存在于人及其他生物的生命中。以人类为例，除了呼吸、心跳、血液循环等都有固有频率外，听觉的产生也是透过内耳耳蜗内的毛细胞与声波共振；大脑在思考时，脑细胞组织所产生的脑电波也会发生共振现象；喉咙声带间发出的波动，也因为与空气共振，才能完成音波传递，让我们可以透过言语、声音来表达思想与情绪，与他人沟通。

三、天人合一

寰宇世界透过共振对生态系统与生命体的影响无所不在，只要大自然的天气一变，置身其中的地气与人气也随着波动变化。

我们的祖先很早就发现，**人的身体和大自然的气候变化息息相关**。

在《素问》中，借由反复不断地讨论**天气**——春、夏、秋、冬周期性的循环，对应于人体**先天元气——生、长、化、收、藏等**循环的变化与消长；再对应到**肝气**、**心气**、**脾气**、**肺气**与**肾气**，因而构成五脏六腑与十二经脉的完整系统。

《素问》的**运气七篇**[①]更是完整且系统地讨论大自然万物对应的周期性消长变化，以及彼此间的相互作用，揭示了**阴阳五行**变化的奥秘与应用。不仅凭借大自然的“天气”论断其对人体“病气”的复杂影响与相关病机病证，也详细地提出完整的治疗原则；而如此完备且复杂的系统性，正是“共振”原理的具体架构。

《素问》中有关气的理论基础，提供了《伤寒杂病论》里借由药物性质的“**五味四气**”[②] 组成相对应治疗“**病气**”的方剂原理。也就是说，人受“天气”失衡影响而生病，反过来还必须运用与“**天气**”**共振所储存的生态余气**来平衡“病气”以解决问题。

这种完整系统性的周期性消长变化，构成了天、地、人之间的“常”与“变”，体现的正是华夏民族特有的“天人合一”的哲思。

1. 天气对生态与人体的影响

张仲景继承《内经》的思想，把“天气”对人体的影响分为六种生理

---

① 从《素问》“天元纪大论”到“至真要大论”共七篇，常合称为“运气七篇”。

② “四气”系为温、热、凉、寒，“五味”则是酸、苦、甘、辛和咸。

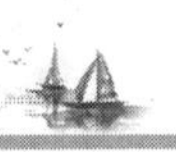

或病理形态，分别是风、寒、暑、湿、燥、火（热），统称为“六气”。《素问·五运行大论》中对六气有相当生动而概括的定义：**“燥以干之，暑以蒸之，风以动之，湿以润之，寒以坚之，火以温之”**。当“六气”表现失衡对人体产生了伤害，称之为“六淫”或“六邪”。“六气”对人体的影响见表1－1。

表1－1　六气对人体的影响（摘录自桂林古本《伤寒杂病论》第五卷）

	主要影响的经络或脏腑	病理特征
风	风为百病之长，中于面，则下阳明，甚则入脾；中于项，则下太阳，甚则入肾；中于侧，则下少阳，甚则入肝	风邪干肝则头痛，风邪乘脾则四肢懈惰，风邪乘肾则脊痛或骨痿
寒	肾经先受之	疼痛，骨痛、肩脊背引痛或恶血住留
暑	肺经先受之	暑伤元气、口渴、汗出、神昏、气短
湿	内外上下四处流行，若湿气在内，则与脾相搏	中满泄泻、淋沥水肿、疮疡、痰饮
燥	肺经先受之，出则大肠受之	口渴咽干、咳唾血、大便难
火（热）	传经化热，不循经序，舍于所合	热邪干心面赤口烂，热邪乘肝发热狂言

2. 同气相求

以冬天的主气“寒气”为例，《伤寒杂病论》中提到五日为一候，十五日为一气。四时之中，一时有六气，故为二十四节气。第十七个节气“霜降”过后（农历九月中旬，中秋节过后一个月），天气转冷，人就容易受寒气入侵，最先影响主收藏的肾经，这就是“**同气相求**”的概念。

但在不同年份的冬季，会有周期循环的“**客气**”变化，而影响到主气表现的幅度与性质。有些年的冬天常下雨，寒湿恼人；有些年则不下雨而干冷；也有时刮风连连风寒不歇；甚至有不冷的冬季和特别严寒的年份，这些就是主气“寒气”与六种“客气”相互作用的结果，而处于其间的大自然生态与人体当然也会深受影响。

“寒”气到极致，就会出现“**复气**”，即报复的反应，子报母仇的平衡作用。以诸葛亮借东风为例，冬天水克火，冷到了顶点，火之子“土气”就会起而发作，表现在天气就是东南风。同样的道理，夏天暑热难耐，正午时分人就不经意地想喝冷水、吃冰淇淋、吹冷气，这也正是“复气”的表现。

更复杂的是，随着四季的循环，六气会不断作用，造成一波未平一波又起的恶性循环，所以《素问·金匮真言论》强调“**冬伤于寒，春必病温**”①。意思是冬天若伤于寒气没有妥善处理，寒气滞留于肾经，这股病气经过四季更替，会不断蓄积、变化，再转化深藏，从肾经循着经络进而影响到心经或肺经，也就是《易经》里讲的“抽爻变卦”，到了春天就会以发热的温病形态出现，严重者可能会造成咽喉肿痛、肺炎气喘、异位性皮肤炎、荨麻疹等后遗症或并发症，延宕到了夏天，会影响到脾经或大肠经，而以肠胃不适的腹泻症状表现，甚至延续到秋季、冬季或经年累月，迁延不愈。

这种天气、地气与人体循环交互影响的天人合一概念，建构成华夏民族特有的**阴阳五行**的哲学体系，并且贯穿在实际生活应用、具体运作之中，原因在于这些知识背后的主体都有一个共同的特性，那就是**周期性波动**的现象存在于天、地、人之间，彼此以**共振**的物理形式维系着系统与次系统之间的互动。

四、“阴阳五行”的科学性解释

《思考中医》的作者刘力红曾运用其先师李阳波的研究，试图以中国古代数学解开中医与“阴阳五行”的奥秘。五个五点圆的图释非常精彩，可惜李阳波英年早逝，未能毕其功于一役，徒留许多遗憾。

现代数学处理周期性波动现象的经典方法，就是**傅立叶分析与变换**②。对脉搏——周期性的血压波变化，王唯工教授通过傅立叶分析发现其中的谐波与“心气”“肝气”“肾气”“脾气”“肺气”等十一经脉与脏腑的对应关系，一举揭示了脉诊的奥秘，也将经脉的科学性质以数学与物理的形式加以具体阐释，并且利用**谐波**的**非线性性质**解释了**五行相生相克的原理**。

① 全文为“冬伤于寒，春必病温；春伤于风，夏必飧泄；夏伤于暑，秋必痎疟；秋伤于湿，冬必咳嗽。”

② 由法国数学家傅立叶（1768—1830）发现，任何周期函数都可以用正弦函数和余弦函数构成的无穷级数来表示。

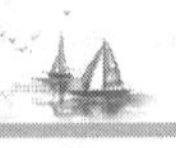

1. 血压谐波与五脏六腑十一经脉

王唯工教授的研究显示，**血压谐波**的低频部分包括直流与前四个谐波，刚好对应“心气”“肝气”“肾气”“脾气”“肺气”这五脏的经脉；而高频部分包括第五谐波到第十谐波，分别对应“胃气”“胆气”“膀胱气”“大肠气”“三焦气”与“小肠气”这六腑的经脉。

五脏六腑十一经脉分别对应到以下各谐波——

H0：手少阴心经（火）

H1：足厥阴肝经（木）

H2：足少阴肾经（水）

H3：足太阴脾经（土）

H4：手太阴肺经（金）

H5：足阳明胃经（土）

H6：足少阳胆经（属木相火）

H7：足太阳膀胱经（水）

H8：手阳明大肠经（金）

H9：手少阳三焦经（火）

H10：手太阳小肠经（火）

如此不但每一条经脉对应到一个谐波，也可以用一个整数来代表，而且低频部分正好对应到“阴经”，高频部分正好对应到“阳经”。这与疾病的发展和人体的寿命也有密切的相关性。

2. “阴阳五行”相生相克

再凭借**频率选择定律 A + B = C** 与**能量守恒定律 $E_A + E_B = E_C$**，以及**第二谐波生成定理，也就是 $E_A = E_B = 1/2E_C$** 时效率最高，王唯工教授的夫人王林玉英教授推导出以下结果——

水生木（2 生 1）2 = 1 + 1　　肾水（2）生 肝木（1）

金生水（4 生 2）4 = 2 + 2　　肺金（4）生 肾水（2）

火生土（6 生 3）6 = 3 + 3　　胆相火（6）生 脾土（3）

木克土（1 克 3）4 =1 +3　　　肝木（1）克 脾土（3）

土克水（3 克 2）5 =2 +3　　　脾土（3）克 肾水（2）

金克木（4 克 1）5 =1 +4　　　肺金（4）克 肝木（1）

木克土（1 克 5）6 =1 +5　　　肝木（1）克 胃土（5）

土生金（5 生 4）3 +5 =4 +4　　脾土（3）生 肺金（4）

这样的结果不但合理解释了“阴阳五行”**相生相克**的奥秘，也符合当代科学家对血液流体动力学的观察与研究。Bergel 和 Milnor 首先在肺动脉中以仪器测量发现这些频率非线性转换的现象，即 1Hz 可以转换成 6Hz，3Hz 可以转换成 6Hz；Dick 也发现 2Hz 加 3Hz 可以转换成 5Hz；人体中的基频第一谐波也正好在 1Hz 附近。①

“频率非线性转换”的现象与数理推导，不只让“阴阳五行”中相生相克的观念得到了物理与数学的科学依据，也证实了“阴阳五行”的变化原则确实存在于人体的运行之中。

3. 人体的“气场”

这一系列“阴阳五行”频率的非线性转换，既是人体的生理与物理规律，也是传统医学应用的准绳、古人智慧的奥妙。现在，我们有了计算机等高科技设备的辅助，终于能够证明传统医学脉络的基本常识，而这些基本常识不但应用于传统医学，也是与人的生活密切相关的应用学科的指导原则，因此在各种应用学科的实际运作中，“阴阳五行”扮演着关键性的重要角色。

探讨风水的“地气”、人命夭寿康健的“元气”、占星术的“运气”、面相的“气色”、占卜的“卦气”等无非都是讨论大自然的周期性波动与人身体“共振”间的关系。“气”是这些周期性变化的概述，而“阴阳五行”的相生相克与反侮相乘则是细微的传变条件。

这方面的研究与讨论也是近当代科学逐渐开始重视的领域，随着臭氧层的破坏与电子产品的普及，太阳黑子与电磁波的干扰对人体的影响与疾病的关系日益受到关注，但许多极端矛盾的研究结果仍彼此对立。

---

① Milnor W. R. , Hemodynamics（2nd edition），Baltimore：Williams&Wlikins，1989.

事实上，传统医学在当代的科学研究中，已经有了许多惊人的发展，**王唯工教授**证实了经脉的**谐波共振**，**张荣森教授**发现了**身体表面穴位的周期性发射电场**，**张长琳教授**在《**人体的彩虹**》中的论述让我们对人体的“**气场**”有了清晰的认识，理解了环境中的各种波动或波动吸收体，无论是机械波(压力波、声波等)、电磁波还是光波，只要频率的条件吻合，自然会与人体发生共振而产生影响。

古代只有山川林木、虫鱼鸟兽、日月星辰等天然因素，如今有许多人造的波源与共振干扰充斥着我们周遭的居住环境，要达到身体与外在环境和谐的“天人合一”就更加不容易了。

五、气的修炼

古时修习“气功”是知识分子的传统，譬如太极拳、导引、静坐或武术等，无非是透过各种方法**反复不断练习，让“气”能自然遍行于十二经脉与十五络脉之间，并渐渐蓄积于奇经八脉之中**。练气功，**其实就是使身体组织与循环系统的各种“谐波”处于完全共振的状态，从而使循环达到极高的效率，进而促进身体健康**；若将蓄积的共振能量发泄于外，便是**发劲**；越能随心所欲地掌控低频“谐波”，发劲的距离就越远，武功就越高，所建立的“气场”就越广，对手就越难近身。“内家气功”内可以健身，外可以御敌，所以成为中华武术文化的精华。

1. 中医必备的涵养

气功的原理，也广泛运用于传统医学，好的医师必须能理解并熟稔这些原理，才能让身心随时处于和谐平衡的状态，一方面有利于**病气**的诊断，另一方面则直接影响医病双方“气场”的共振与治疗。当病人面对医师时，由于彼此心跳频率接近，血压波与表面电场放射的波长也相近，**医病双方的“气场”自然发生交互作用**。

医师的“气场”若稳定，便能敏锐地感受到病人不协调谐波分布“气场”的变化，除了能直觉地感应到病人的寒、热、虚、实，甚至可以更精确地诊断出病位，同时“气场”能量部分也彼此间损有余补不足；至于医师把脉、针灸与推拿时，“气场”交流的影响更加直接与明显。

所以自古以来，医师在师徒之间，必然传授自我保护与调气的方法，如钟永祥老师教授针灸课时，总是在第一堂课教学生运针，如何自然悬臂垂肘，以双脚足心抓地，全身放松，导气归于大地，方不至于受“病气”日积月累的侵袭，而每日仍须花时间调气养生，且一天看诊的患者不宜过多，否则不但疗效打折，医者也会身受其害。

2. 真气易病气

最明显的例子莫过我的师祖，有“修神仙”之美誉的修养斋先生。由于病人慕名而来，每日门庭若市，针药并施之下负荷极重，虽然修师祖以太极拳闻名并以此养生，但长期耗用“真气”，晚年仍不幸罹患脑血管疾病。其实修师祖未中风之前，即已累积相当沉重的“病气”，常常莫名其妙发“脾气”，不但病人吃不消，家人更是深受其害。“脾气”之大，无人可挡，并且屡屡发作而无法自控，终致肝风内动而中风；这就是“真气”与“病气”长期博弈的结果。

以脉诊仪测量医师门诊后的脉象就会发现，直流 H0（手少阴心经）明显上升，代表心火亢扬，第三谐波 H3（足太阴脾经）明显下降，代表脾气发泄，显示门诊时医师动用“心气”，发散“脾气”而精疲力竭，相对来说，病人常表示在医师诊脉后神清气爽，有充电的感觉，比吃补药有过之而无不及，这正是“真气”与“病气”互易的征象。

这种情形不禁令我想起脉诊启蒙老师江应魁医师引领我入门时说的一席话：“当医者号脉时，是以真气易病气，阁下还愿意学习脉诊吗？”此言道尽中医的奥秘与辛酸，透过气的共振特性更能深切体悟其所言不虚。

“医者，父母心”。遵循医道传承的良医，必须能随时把握天人合一的原理，与大自然的规律和谐共振，养天地取之不尽之真气，建立饱满稳定的“气场”，才能用之不竭地帮助病人，将患者失去平衡业已不和谐的共振状态，凭借针灸、砭石、推拿、导引、按摩、药物、言语、举手投足甚至号脉，调

整回与天地循环同步的“气场”，并且要能长期无损医者自身的协调与和谐，这才是医道最重要的修炼，也是医道中有关“气”最深的奥秘。

六、中医是玄学还是科学？

在《气的乐章》一书中，王唯工老师就曾指出，八字、斗数、风水与占星术的知识背后藏有当代科学未知的道理。王老师是严谨的物理学家，他只提示周期性是其中的关键，而傅立叶分析则是处理周期性信号的重要工具，也是**脉诊研究**的核心。

一旦事件**周期性**发生，聪明的人就可以守株待兔，如**预测慧星**的莅临与**春分燕子**的到来，然而这只是**时间域**直觉的认识。学过电机工程信号分析的人都知道，**频率域**里谐波的各种细微变化，也都对整体系统发生细腻的影响，因而可以实现预测。这就是中医透过脉诊分析十二经脉气血虚实可以诊断疾病的原理，如此疾病的诊断与治疗就转变成严谨的计算和解析。笔者的博士论文“血压谐波变异系数于医学工程的应用”，就是以此方法来分析疾病的恶化与预测死亡。而应用脉诊分析十二经脉气血虚实来诊断并运用经方来治疗，也符合数学、物理学或生理学的“计算”“分析”“预测”与“验证”过程。

中医诊断所依据的道理，若用古代的语言来解释，就是阴阳五行，也就是东方的数学。阴阳五行背后的逻辑与能量的非线性现象有关，可以用能量守恒定律与第二谐波生成原理推导。也正因为宇宙运行、地球天候与包括人体在内的生命体存在“共振”的条件，中医才能以**有限的条件推算出复杂的生命信息**。

1. 起始条件与边界条件

然而推算的准确性仍取决于有限条件的多寡，就像数学上解**微分方程式**，若没有置入足够的**起始条件与边界条件**，就会产生无穷多组解答，而不能得到正确的结果与精确的推论。同样的，对于八字、斗数、风水、占星术或中医的五运六气，若没有足够的起始条件与边界条件构成推算的基础，也会产生莫衷一是的胡猜乱算。

所以古代以**郎中**称呼中医，就是因为大部分的参与者不知其所以然，容易陷入自说自话或画虎不成反类犬的**错猜**窘态，或是为了避免这类困境，反又掉入**囚徒困境**的另一面——**包山包海**，把胡猜乱算的“可能答案集合”放大，变成大多数人都可能得到的相同结果。

2. 理论严谨与临床实证

中医经典《内经》强调的是**上医十全九**，要求医生不只诊断的正确性必须高于九成，连治愈率也必须达到九成；若只有七成，就被归入“中工”；若不到六成，就被归入“下工”。这样的高标准若非背后有严谨的理论基础与实证的临床支撑是断难达成的。

因此，若要真正掌握“气”的秘密，就必须深切了解宇宙中由大到小的不同系统，了解系统与次系统间的周期性规律与共振特性，并透过系统范围的界定来决定需要具备哪些足够且必要的变量条件，才能推导出整个系统内在的基本规则，并应用此规则来解决系统与次系统间的问题。

唯有从此下手，方能理解一代名相，同时也是中医方剂之祖伊尹的名言**“治大国如烹小鲜”**的微言大义：**一气之流行贯穿了天、地、人三者，无论是名医、名相或名厨，无非凭借天地变动化育万物中的四气五味，对治众人七情六欲此起彼落惯性的“胃口”，并且平衡天、地、人三者之间内在的此消彼长**。

这是医道的秘密，也是厨艺的至高境界，更是风水、易卜、命理的秘密，因为贯穿其中的正是气的秘密。

接下来我们就以医道中的经络与针灸印证这个一以贯之、如环无端、神秘而无形的“气”，并透过科学方法来一一验证中医的秘密。

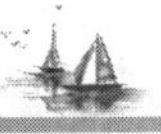

本章重点

1. “气”，泛指周期性波动的现象，也就是具备“波”的性质的各种物体。

2. 周期性波动的各种物体若要维持最高的效率，最佳的方式正是满足“共振”的条件。

3. 完整系统性的周期消长变化构成了天、地、人之间的“常”与“变”；因此也才有华夏文化特有的“天人合一”的哲思。

4. 西方数学处理周期性波动现象的经典方法就是傅立叶分析与转换。

5. 王唯工教授以傅立叶分析发现了血压谐波与“心气”“肝气”“肾气”“脾气”“肺气”等十一经脉与脏腑的对应关系，并且利用谐波的非线性性质解释了五行相生相克的原理。

第二章

经络与针灸的秘密

黄帝问于岐伯曰：凡刺之道，必通十二经络之所终始，络脉之所别处，五输之所留，六腑之所与合，四时之所出入，五脏之所溜处，阔数之度，浅深之状，高下所至。愿闻其解。

岐伯曰：请言其次也。肺出于少商，少商者，手大指端内侧也，为井木；溜于鱼际，鱼际者，手鱼也，为荥；注于太渊，太渊，鱼后一寸陷者中也，为输；行于经渠，经渠，寸口中也，动而不居，为经；入于尺泽，尺泽，肘中之动脉也，为合，手太阴经也。

《灵枢·本输第二》

关键词：经络、穴道、奇经八脉、共振腔、负熵、信息论、全息现象

1971 年，时任美国《纽约时报》**副总裁的詹姆士·雷士顿**（James Reston）**在中国**罹患急性阑尾炎，手术后又继发胃炎，接受针灸而治愈。詹姆士返回美国后，在《纽约时报》发表了他在中国接受针灸治疗的亲身经历，引发全美的中医热潮。

1972 年**美国总统尼克松（Richard Nixon）**访问中国，在这趟被称为“破冰之旅”的行程中，他特地率领美国医疗访问团参观了针刺麻醉肺叶切除手术，引发全球轰动。一时之间，全世界掀起针灸热和中医研究风潮，各国医生纷纷前往中国学习针灸和中医。

一、泱泱岐黄医道

中医中最神奇与独特的莫过于针灸，而其背后的经络理论更是千古之秘，不但传述于医界，也流行于江湖，“任督二脉”“十二经脉”“奇经八脉”随着武侠小说中的故事童叟皆知。但循行于经络之间的气，却独立于西方医学之外，千年来引发诸多讨论却难得结论，唯有透过寻经取穴一窥堂奥。

我在大学期间，曾师从黄维三教授、林昭庚老师学习针灸，而近身教我认穴、取穴、辨明经络阴阳循行和针灸补泻手法的恩师则是钟永祥先生、修德祥先生、师叔徐国武先生以及江应魁先生，这四位老师一脉相承的针灸医道，皆得自于我前面提到的修养斋先生。

师祖修养斋先生原籍河北，著有《修氏针灸全书》，自幼随王锡绂老师学习中医经典《内经》《难经》《伤寒杂病论》。之后跟从康兹赓老师学习针灸，得其秘授传承自河北针灸科国手苑春英老师之绝学[①]。天赋加上名师调教，修师祖十八岁出师行医后不久，即在河北一带有“金针大夫”之称誉，更曾以一支金针将一名奄奄一息的少女救活，“修神仙”的雅号不胫而走。

后来，修家移居台湾，济世授徒并成为医界一代宗师。集琴棋书画于一身的现代太极拳大师郑曼青与修师祖为推手的拳友，曾在应邀访美之前上门希望修师祖能传授**点穴**功夫，但修师祖在其穴位上以针留气，请其自解，作为试炼；三日之后，郑曼青回来请师祖代为解穴，师祖只能对其摇头不语，因而点穴功夫未能如太极拳般随着郑曼青的风采，一起在西点军校大放异彩而扬名于世。

针法绝学

1995 年，我准备离开台中北上时，江应魁老师特别叮嘱我，修师祖的绝学“**循经透气**”与“**八卦针法**”，唯有其长子修德祥老师学得六七成真传。一到台北，我立即前往修德祥老师家中求教，但修老师只说看机缘，我只好

① 见《修氏针灸全书》序文，修养斋诊所，1960。

在修师祖的灵前上一柱香，祈求有幸继承绝学。历十年，修德祥老师终肯收徒传授，我才见识到修师祖针法的神妙。

“循经透气”是指用针灸治疗患者时，须得气和能控制气的走向，一条经络由头部一针，就可以传通到足部，足部一针同样也能走回头部。如此方能疏通经络气血，也就是《灵枢》所言“**不盛不虚，以经取之**”。真气充沛的医师在某条经络上的穴道施针，就可以让这条经络上的所有穴道像通电一样，从起点贯至终点，甚至可以从一条经传于下一条经，让十二条经首尾相连。

“八卦针法”则是以八卦配八方，每卦又分上、下共十六种复式手法，运用于不同的病证，“领气之法、行气之方、通气之道、阴阳交换”都有巧妙之处。重点在于不同手法对应不同病机，务必达成**天地交泰**、**雷风相薄**、**山泽通气**、**水火既济**的阴阳调合与平衡。这也正是将六淫病邪与虚实补泻手法完全融合于《易经》六十四卦之中，与《伤寒杂病论》在易学上的成就有异曲同工之妙。

运用针灸治疗疾病之前，必须清楚判断十二经脉的阴阳虚实，并根据子午流注（身体十二经脉在一天十二个时辰如潮汐起伏般各有盛衰，如凌晨三时到五时气血循行于肺经）辨时取穴；若不能分清楚经络阴阳，就会时而有效、时而无效。用针时必须考虑上午下午、阴经阳经、男女、背腹阴阳，以大指向前向后、顺逆时针方向为补泻虚实，并谨守满月之时与戊子日不得施针。**针灸大夫需掌握这么复杂的针灸之道，并且时时蓄积充足的真气，才能以意运针，气随针行，针到病除，以医生的真气调整患者的病气**。

回想当年，若没有良师亲授指导，我这一生恐怕很难体会“**气之行动，针之灵效**”。1822年，清朝政府废止太医院针灸科，但民间仍广泛使用，且清朝后期有多部针灸专著问世。针灸以其简、便、廉、验的特点，深入人心。至近代西方医学面临瓶颈，针灸作为优秀的辅助疗法，更是大放异彩。随着科学的研究验证，针灸背后的经络理论方能逐渐揭开神秘的面纱。

二、经络：天、地、人的共振频道

医学系的学弟在哈佛大学做睡眠医学研究，有次回台小聚，我问他“有发现两小时的周期性吗？”他说“两小时的没看到，倒是四小时的周期很明显”。没错，经络一阴一阳两两成对，互为表里，两个时辰二百四十分钟交通内外一周，再交棒给下一组。**阴阳六组一天一循环**，日复一日，年复一年，完成与天、地、日、月的周期性波动共振。

然而，身体内外的周期性波动如何整合成同步一致？气在人体内如何具体表现？针灸作用的基础是什么？或者说，在中医里整合人的整体系统、次系统与外在系统，它们相互的关系和秩序的结构是什么？答案正是**经络系统**。

1. 同步计时系统

经络系统是人体内外周期性波动的汇聚，是同谐波组织同步发生共振的频道，也是气在体内循行的经纬。即身体内部存在着一套随着日、月、星、辰同步振荡的体内计时系统，所有细胞都以此定时器为基准，决定着各种相关工作的同步开始与结束。

《灵枢》中写到“内有五脏，以应五音、五色、五时、五味、五位也；外有六腑，以应六律，六律建阴阳诸经而合之十二月、十二辰、十二节、十二经水、十二时、十二经脉者，此五脏六腑之所以应天道。夫十二经脉者，人之所以生，病之所以成，人之所以治，病之所以起……”。

《难经》则提到“经脉十二，络脉十五……，经脉者，行血气，通阴阳，以荣于身者也……。别络十五，皆因于原，如环无端，转相灌溉，朝于寸口、人迎，以处百病，而决死生也”。

人体经络系统包含了十二经、十五络、五脏六腑和三百六十穴，交织成环环相扣、层层叠构、整体共振的高效率传输系统，并实现了气血周流不息、调度分配的循环控制和调节应变功能。不但涵盖了所有重要的器官、组织，也整合了包括循环系统、神经系统、内分泌系统、肌肉骨骼系统、呼吸系统、消化系统、泌尿生殖系统在内的各个高度分化的系统功能，使它们彼此紧密配合构成生命体，进而使人成为具有复杂精神情志的万物之灵。五脏对应心经、肝经、肾经、脾经、肺经；六腑对应胃经、胆经、膀胱经、大肠经、三焦经和小肠经，合称五脏六腑十一经，再加上心包经，为十二经。

薛丁谔[1]在《生命是什么?》一书中提到，**生物凭借呼吸与饮食的新陈代谢来维持负熵[2]（Entropy）以避免衰败**；在生与死之间，新陈代谢提供不计其数的能量与物质的交换转化，以支持动态的耗散结构来维系生命的延续。人体经络系统正是从主**呼吸与消化**的手太阴肺经与手阳明大肠经、足阳明胃经与足太阴脾经一阴一阳两两配对开始，再凭借主**循环**系统的手少阴心经连接整合其他器官系统的交换转化，完成整体新陈代谢的功能。十二经的顺序不但与大自然的规律性与秩序息息相关，更凭借负熵混乱程度的收敛，体现着多细胞生物体进化的方向与生命力。

2. GPS 定位系统

王唯工老师在《气的乐章》中提到，透过左、右对称的十一经脉与上、中、下三焦，身体依其频率特性可以分成六十六等份。因此，**经络就像人体里的 GPS 定位系统**，有了这套立体定位系统，身体里的每个部位都有相应的三维**经纬**坐标显示。当内、外环境条件改变，造成局部组织应变出了状况，生命中枢就能实时、准确地找出所在方位，并且透过系统控制，凭借气血重新分配调度，解决该位置上的问题。所以，经络系统是调节人体和大自然共振最重要的基础。

每一条经络均行经多个重要且功能相关的脏腑来构成系统整合，而以这条经络上主要配对的脏腑命名。以肾经为例，这条经络主管肾脏的同时，也经过膀胱、肺脏、肝脏，且通过支脉由肺部联络心脏。如同高速公路不只连接城市，也会经过许多乡镇，当隧道阻塞或封闭，这条干道交通受限，沿线地方的运输也会受到影响。

经络系统又通过奇经八脉来整合十二经脉的运行，像大海、湖泊与河流的关系。奇经八脉积蓄并调节经络间的气血，让周期性的波动叠加与整合，充分发挥其功能，进而帮助经络系统汇聚内、外周期性的各种波动，实现全身的共振，建立高度的生命秩序。而从生病、衰老到死亡，则可以视为这个

---

① 薛丁谔（Erwin Schrodinger，1887—1961），奥地利物理学家，生于维也纳，以研究量子理论闻名，并以著名的波动方程式开创了波动力学，荣获 1933 年诺贝尔物理学奖。

② 熵，读作 shāng。熵的概念最早起源于物理学，用于度量一个热力学系统的混乱程度。

系统的混乱、解构和崩溃。

三、经络的科学研究

然而，经络究竟在哪里？如何构成？

五十多年来，全球各大医学研究中心和科研机构，莫不投入资源进行经络的研究，有许多重要且有趣的发现，以下摘要列出其中关键性的成果。

1. 科研成果列举

1950 年，日本京都大学教授中谷义雄利用 12V 直流电刺激皮肤，在人体发现十四条“良导络”。这十四条由良导点连成的“良导络”，基本上与经脉循行路线一致，并具有电特性：电阻低，电导大。

1951 年，法国学者尼博耶特（J. E. Niboyet）应用欧姆计测到穴位的低电阻现象。

1953 年，德国医生沃尔（R. Voll）用精密的电子仪器“Dermatron”验证中医的针灸理论，并创造出在穴位上进行无针电刺激的疗法。

1970 年，法国首次用红外线热成像图摄影法，记录到皮温线与经脉循行之间的相似性。

1976 年，祝总骧教授应用两种刺激相结合的方式，在不论正常人或患者，不分年龄性别，甚至不同人种的身上，91. 7% ~93% 皆测出经络系统的存在，并称之为隐性循经传感现象。

除普遍性外，这种传感现象尚有其定位及循经性，也就是说，同一人不同时间观察，其位置不变，在群体中位置亦一致，其生物物理特性为低阻抗、高电位、高音线。更在截肢之断肢上测得低阻值特性，在已截断神经及血液循环的情形下，仍存在此特性，可证明经络为一套独立的系统。

1980 年，王品山发现在压迫穴位时，该穴位所属经络的循行路径可以记录到相应的声反射信号（低频机械振动波）。透过经络上低频脉冲的传递，证明了经络的存在。

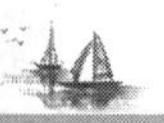

1992 年以来，法国学者拉格朗日（J. C. Lagrange）凭借磁的共振原理，设计出磁探测仪，对经络进行了一系列的实验。根据其研究发现，存在三大类磁力线。第一类为远离皮肤表面的、以百会穴轴为中心的外振动线与头、足两极相连，并存在与皮肤相接触的点。第二类是距皮肤表面较近、与经络循行有关的内振动线。第三类是几乎与皮肤表面接触的磁振动线，与经络循行的关系更为密切。

1993 年，胡翔龙以四电极法测定，显示循经分布的低电阻点联系。同时应用红外辐射示踪仪，直接显示了人体体表自然存在的与经脉的循行路线基本一致的红外线轨迹。

孟竞璧教授及田嘉禾医师①则透过核医学放射性同位素的方法，分析经络的物理与生理特性。

世界针灸学会联合会名誉主席**王雪苔教授**在 2006 年第十九届世界针灸大会上发言时讲到，其将各方的研究予以整合，以六大项研究来总结五十年来经络研究的发展，证明**经络以三维空间的形式，存在于人体四肢和躯干的筋膜结缔组织**②之中，其分布与走向与中医经典的记载相吻合。

此外，韩济生院士亦总结其研究团队③凭借针刺促进内啡肽（endorphin）分泌的发现与相关基因表现的测定，来解释针灸的镇痛与麻醉作用。

2. 同谐波构成的集合

至于经络的实质结构，部分研究显示④，经络靠特定离子通道组织来维系，但有待进一步科学研究来确认其分子结构与机制。现阶段最清晰的科学研究当属王唯工教授提出的实验成果——**经络就是同一共振频率（谐波）的器官或组织构成的集合，穴位为弱共振腔而五脏六腑为强共振腔**。

1994 年王唯工教授与中国医药大学黄维三教授合作进行针灸的临床实验，

---

① 孟竞璧、田嘉禾，十四经脉显像探秘——卫行脉外小分子循经运输信道系统的研究，中国科学技术出版社，北京，1998。

② 王雪苔，雪苔针论，人民卫生出版社，北京，2008。

③ 见《第十九届世界针灸大会论文集》，2006。

④ 孟竞璧教授引用北欧学者 Auclaud 的研究证实人体内组织间隙存在非均质空间，由胶体和自由液体两种成分组成。在毛细血管和淋巴管之间有快速的组织液运输通道。

运用脉诊仪的谐波分析方法，首先探讨针刺人体**胃经合穴足三里**[①]的作用，并比较周围非穴位的针刺作用。发现针刺足三里后，留针及出针后，血压波中第五谐波胃经以上的经脉，均出现明显的振幅增加，而且其表里相应的第三谐波脾经振幅也明显增加。印证了足三里补胃气及阳气的经典记载，完全符合针灸与经络理论。

同时比较周围非穴位的针刺作用，发现相关经络上的振幅改变并不如穴位上明显。一方面证明了针灸在经络上的作用与穴位准确的关系，另一方面也证实了穴位的共振机制。

而针刺**胃经输穴陷谷**[②]的作用与足三里有相似的结果，**第五谐波胃经**、**第六谐波胆经出现明显的**振幅增加，而**第三谐波脾经**振幅增加更**明显**。可见同一经脉的穴位针刺作用有明显一致的相关性，而同一经脉不同穴位针刺作用则有细部差异的微调影响。

针刺**肾经原穴太溪**[③]与针刺胃经足三里、陷谷有截然不同的结果，第二谐波肾经、第三谐波脾经与第四谐波肺经则出现明显的振幅增加，而第五谐波胃经以上的经脉则出现明显的振幅减少。可见不同经脉的穴位针刺作用有特定的不同影响。利用血压谐波分析方法可以定量研究针刺不同经脉与穴位的作用。

这一系列针刺穴位脉诊研究的重要性在于，不但印证了针刺穴位在人体中的生理作用与经典的一致性；同时也显示针刺穴位的作用可以透过血压谐波的特定变化，改变人体循环系统中血液流体动力学的状态，进而发挥生理调控与治疗作用。经脉与穴位的生理作用可以透过径向共振理论（见第三章），得到完整的解释。

透过谐波分析所呈现出的经络理论系统性的调节作用，在中药与方剂的实验中也得到类似的结果确认（见第六章）。

---

① Effect of Acupuncture at Tsu San Li（St－36）on the Pulse Spectrum, *The American Journal of Chinese Medicine*, 1994.

② Effect of Acupuncture at Hsien－Ku（St－43）on the Pulse Spectrum and a Discussion of the Evidence for the Frequency Structure of Chinese Medicine, *The American Journal of Chinese Medicine*, 2000.

③ Effect of Acupuncture at Tai－Tsih（K－3）on the Pulse Spectrum, *The American Journal of Chinese Medicine*, 1996.

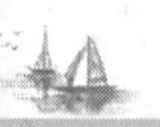

因此王唯工老师在《气的乐章》中提出清楚而具体的观点，“**经络就是同一共振频率（谐波）的器官或组织构成的集合**”，穴位为弱共（谐）振腔而五脏六腑为强共（谐）振腔。针刺或灸即改变了穴位的共振条件，进而影响了经脉上血液流体动力学的状态。这一论点在**张荣森**教授的研究下得到更实际的证明。

3. 压力波与电磁波的共振腔

张荣森教授以先进的多电极感测装置，大面积记录穴位附近的表面电位，发现穴位周围呈现**周期性波浪般的电辐射**，穴位点的振幅可以达到 300～430 毫伏（mV），明显高于周围非穴位点的 250 毫伏（mV），而其频率与心跳同步。这种周期性波浪状的电辐射正是共振的典型证据，也符合中医有关气的描述，因此经络上的穴位不但是**机械压力波的共振腔**，而且是**电磁波的共振腔**。

中医关注生命的现象不仅局限于古典物理学中物质与力学的观点，透过穴位与经络上电与磁的作用，中医早已将类似生物电磁学的观点，作为讨论身体的主轴，所以才有无形的“气”的波动理论，并且形塑为华夏文化的主体。

这样的观点虽然抽象且难以捉摸，却是生命真实的存在现象，甚至进入到分子之内，如 DNA 基因的表现、脑内神经细胞的运算与记忆、蛋白质的酵素反应、药物的作用，都不能仅仅局限于经典物理学与化学的当代西方医学范畴，而必须应用电磁学与量子物理领域的理论方能适用，这两个领域更都是采用波动的观点。身体内、外之间，**单位小到纳米（nm，nanometer，长度单位，一米的十亿分之一），大到寰宇苍穹，无形的“气”的作用无所不在**。

所以不只人体有复杂的经络系统，低等的动物甚至植物也有简单的经络系统来进行各种周期性波动的原始整合功能，其中包括光波、电磁波、机械压力波等各种环绕生命周围必须面对的信息、能量与物质变化。《内经》以“井、荥、输、经、合”等类似水流的发源与汇集，来形容经脉的流注，进而发展成五湖四海的奇经八脉，构成完整的经络系统，最后演化为万物之灵，因为“气”的共振与天地万物相辉映，而无愧于造物之神奇。

当受精卵透过有丝分裂形成多细胞囊胚，经络系统方兴未艾，胚胎主要靠的是有限的**扩散作用**。直到第三至四周时，初级的**循环系统**才逐步建立，接着**心脏**开始跳动，脊索也发展成神经管，原始的任督二脉先行启动，然后心经、肝经、肾经等依序发展出来，就好像开发新市镇铺设柏油路与埋设电缆、建置下水道一样，经络系统发展成绵密的交通网络，整合了由小到大的层层结构与各种波动的信息流、能量流与物质流，整体**共振功能**就此启动。

随后，特定的功能系统在经络的基础上一一开始构建，循环、神经、内分泌、消化等原始系统各司其职，多细胞的生命体才能让局部组织细胞得到充分的气血循环与神经传感，并发展出特定功能的器官与系统，进而建立高效率的生命体。

4. 由细胞到分化系统

东吴大学陈国镇教授的研究发现“**经络具有一个方向是发散，另一个方向是汇聚的特性**”。这说明经络在人体内，扮演着中介细胞与分化系统之间的角色。

“神经传递是信号脉冲，当神经纤维中的电压波动到达神经末梢时，必须接上经络继续往前传播，将信号告悉所有相关的细胞。因此信号波沿着经络传播时，必须是发散式的波前，才能有遍告周知的效果。从物理的波动理论来看，这样的信号波沿着经络传播，应该比在周围的组织内的速度要快一些，才能形成**波前发散**。”

“反过来，当细胞有任何状况，要通知神经中枢做适时的反应时，由细胞所发出的信息沿着经络传播，必须汇集到知觉神经末梢，形成神经脉冲才能往上传递。因此在经络上行走的波速，此时应该比在周围的组织内速度慢一些，才可能将信号聚集起来触动神经末梢”。

这样的论点与孟竞璧教授及田嘉禾医师透过核医学放射性同位素的方法分析经络的物理与生理特性，有一体两面、相互辉映之妙。

5. 小分子通道

孟竞璧教授及田嘉禾医师，透过核医学示踪技术的方法，注入穴位呈现线状迁移，以可视性研究验证了十二经脉的循行路线，并集结相关研究写成《十四经脉显像探秘》①。发现经脉循行与已知结构的神经、淋巴无关，也与血管不同；提出经络是小分子通道的观念，并强调经络与循环系统存在密切关系。

孟竞璧教授引用北欧学者 Auclaud 的研究，证实人体内组织间隙存在非均质空间，由胶体和自由液体两种成分组成。在毛细血管和淋巴管之间有快速的组织液运输通道。

“将小分子的高锰酸钠、碘化钠等注入气穴位，出现**线状循经运行轨迹**。”

“这种通道不是淋巴、不是神经、不是血管，而是存在于**结缔组织**层内。虽与血管关系密切，但绝对不是血管主干。”

“这种**运行于脉外的小分子循经运输通道**提示：**人体内具有低流阻、高渗透系数及其压力梯度的改变，并受心脏泵血（pump）功能、心脏和胸腔的负压合力作用，才能使脉内外的物质发生交换**。”

“具有卫行脉外的小分子循经运输通道，卫气可以进入脉内，作为营气载体——锝［99mTc］反映了营卫偕行于脉内外而行血气；现代医学中的**血液循环系统是中医经络系统的重要部分之一**。”

6. 三焦经主“气”所生病

这些研究的结果正与中医经典上记载的经络系统中手少阳三焦经的功能一致，三焦经是包覆在身体脏腑器官外的**筋膜结缔组织**，**属第九谐波**，分上、中、下三焦。

“上焦如雾，中焦如沤②，下焦如渎③”，区别着身体不同的体腔性质与功能异同，从而标示出胸腔、腹腔与骨盆腔内，筋膜结缔组织所扮演角色的重要性。肋膜炎、腹膜炎、骨盆腔炎、心包膜炎在中医都属于三焦经的问题，虽然影响的仅为外围一层薄薄的筋膜，却足以造成胸腔或腹腔之内许多脏器功能的失调，因为这些筋膜连接血管内皮组织与细胞膜，不但是**离子、分子**

① 孟竞璧、田嘉禾，十四经脉显像探秘——卫行脉外小分子循运输信道系统的研究，中国科学技术出版社，北京，1998。

② 沤读作 òu，说文解字：“久渍也”。

③ 渎，说文解字：“沟也”。

与气体交换的媒介，还是细胞膜电位、神经传导物质、内分泌调控的枢纽，以及**各种波动发生共振的基础**。

一旦三焦经功能受损，共振机制无法发生，原本凭借三焦网膜无所不在、敷布于四肢与经络外循行的气血，即所谓**营卫之气**，也就无法散布于全身交通内外，发挥整体传导与调度的作用，所以三焦主“**气所生病**”。

从胚胎开始，经络系统就透过筋膜这层薄膜，建构起细胞组织发育的“**基质**”**，**凭借其构成器官或系统往上发展的地基，之后再分化成各种不同功能的循环系统、神经系统、内分泌系统、肌肉骨骼系统、呼吸系统、消化系统、泌尿生殖系统等高度特化却无法单独生存运作的多细胞集合体。

这些特化系统必须有共同运作的网络交通系统，协调联络彼此之间的基本生理功能或物理条件，就像房屋内的**管道间**，提供电力、通信、饮用水、排水、排污、空调管线等系统交织的通道，以利管理、分配与调度来解决物质、能量与信息的传递与协调。

交错纵横的经络系统构筑了绵密的网状交通体系，再透过**谐波分频**的物理特性，达成**系统整合**的重大课题。将不同特化系统之间的协调管理，透过**谐波分频，完成异中求同与同中求异的规划整合**，建立**十二组经脉“全共振”的高度效率**，万物之灵于焉诞生。

因此，每一个谐波共振腔的穴道，成为各种波动与能量转换的节点或反节点，就像移动通信的**基站**一样，通过与**循环系统的共振，**得到**物质能量气血的分配与代谢物的排出**，并凭借**电磁波的共振与神经内分泌系统，密切整合信息的传递与重建**。而穴道周围的组织与细胞就像手机用户，透过基站的交通连接，搬有运无，构成整体的**全共振网络系统**。

共振频率相同的穴道连接起来汇集成一条“**经**”，并凭借分支管道的“**络**”**，**交通各经，构成交错纵横的网状经络系统。好比国道、省道连接城乡道路，国道、省道是“经”，城乡道路是“络”，共同构成四通八达的运输系统。

筋膜组织构成完整且无所不到的交通网，再加上庞大有弹性的备用系统奇经八脉，俨然在绵密的公路系统上再搭配高铁的设计，**身体里物质、能量与信息的传递、交通与协调，通过经络系统的运作，成功整合小到细胞，大到整体身心，并横跨循环系统、神经系统、内分泌系统、肌肉骨骼系统、呼**

吸系统、消化系统、泌尿生殖系统的全体，这就是生命进化通过扩大经络系统，达成更高效率全共振演化之路的秘密。

这些研究与讨论，一方面从现代科学的角度理解经络的实质与作用机制，另一方面也显示了如神经系统或循环系统等，都存在着现代医学未知的部分。

“经脉者，所以能决死生，处百病，调虚实，不可不通”的功能，必须经由多系统的生理基础作用方能运作。

经络上的低频机械波传导、电磁的特性与共振作用，也无法单纯从现代医学的角度完整解释。

经络系统的独特性、多功能性与重要性，体现为作为一个完整功能的特化系统，维系着最基本的多细胞生命整体性，也清晰标示着中医的核心理论——“气”的运作与“共振”高效率的维持。

所以，《灵枢》才会强调“人之血气精神者，所以奉生而周于性命者也。经脉者，所以行血气而营阴阳，濡筋骨，利关节者也”。**经络理论的系统性不只存在于针灸作用、生理与药理作用、胚胎的发生之中，也建构出中医独特的病理、诊断、治疗、养生与整体系统的宇宙观。**

四、“天人合一”的整体系统观

中医自《内经》以来一直以**整体系统观**的方式建构其主要内容，并以此方式充实、发展。把人体视为一个系统化的整体，系统内的各部分各司其职，彼此间有密切的联系与相关性；亦把**心灵活动**纳入此一系统化的整体之内，所以有“**五脏藏七神**”的说法，而将心灵或精神视为相同架构下的次系统；且将人体视为**大自然的次系统**，并据此讨论大自然环境对整体身心活动的系统化影响，因此强调“**天人合一**”。

外在系统的特定部分对整体身心系统的特定部分造成相应的影响，称为“**同气相求**”，进而产生系统内各部分的消长演化。这一系统化的影响在适当的变化幅度下，被视为五行、五常的生理规律，其影响的形式是线性相关的**相生、相克**；超过适当的变化幅度则视为病态，其影响的形式是非线性的**相**

乘、反侮；若此非线性的影响不能得到阴阳自和的平衡，而持续演进到七传者死[①]，进而造成整体系统的**混乱和崩溃**，故有阳气破散、阴气消亡、经气乃绝的临界状况，接下来生命将丧失系统性的秩序，复归于**混沌与无序**的**系统解离**。

1. 信息是负熵

生命或生态系统与非生物最大的差异，在于非生物通常趋向最大程度的混乱，而生命与生态系统是秩序的、规律的。

这种混乱程度收敛建立的秩序，揭示着生命现象最重要的特征，越高等的生物凭借系统分化，能建立越丰富的秩序性。正如**克劳德·香农[②]的信息论（Information Theory）所提出的"信息是负熵"**，生物信息亦即是生命与生态系统重要的特性，**生物信息若逐渐失去秩序，则代表生命或生态系统生病了，生物信息若趋于混乱，则代表生命或生态系统趋于崩溃**。

借由生命的这种秩序性，一种近乎全息现象[③]的观点成为中医最重要的系统观。中医强调整体系统的变化，可在人体颜面的光泽、动脉的波动、话音的声响，以及全身的症状呈现出相应的物理变化，如《素问·脉要精微论》所描述的"切脉动静，而视精明，察五色，观五脏有余不足，六腑强弱，形之盛衰"。这些属于次系统的物理变化，与整体系统的变化是高度对应的，无论是在生理范围或病理范围，都是完整的生物信息（藏象），这些生物信息充分反映着整体系统各部分的消长变化，如《伤寒杂病论》所描述的"若感于邪，气血扰动，脉随变化，变化无穷"。

系统是秩序的，生物信息呈现稳定规律的生理信号；系统是病态的，生物信息则呈现不规律的病理信号，并逐渐失去秩序；系统崩溃时，生物信息则呈现混沌与混乱。这样的系统观整合了整体系统和次系统及其与外在系统

---

① 见《难经·五十三难》，以科学语言来解释则为非线性的相克作用或代偿作用过度使用，其代价是将导致系统崩溃。

② 克劳德·香农（Claude Elwood Shannon，1916～2001），美籍数学家、电子工程师与密码学家，被誉为信息论的创始人。

③ 全息现象（holographic phenomena），是生物普遍存在的一种现象，是指生物体的某局部能反映整个生物体的所有信息，包括形态、性质、结构及功能等各方面。

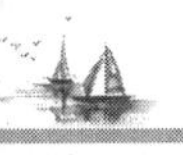

的相互关系与秩序，形成集合与次集合之间一一映射的函数对应，这种通过共振机制建立的近乎**全息观点**的整体系统观，正是中医深奥又迷人的特质。

2. 高度秩序的维持

这种整体系统与高度秩序性的维持，正是人体经络系统通过十二经脉建构的完美有机体，是共振于天地大宇宙之间的小寰宇。身体里的十二道经脉，就像十二个独立又合而为一的部门，虽然彼此波长差异悬殊，最大和最小的差十倍之遥，却能一起同步运作，又须配合当下天地日月的周期，真是伟大的造化安排。

对于针灸与经络理论，我们可以更深入地了解其物理意义，进而应用于临床，也可以明了一个高明的针灸大夫，不但要精于望、闻、问、切四诊，以诊断五脏六腑、十二经脉气血的虚实，并熟悉经络上各种不同波动的物理特性；而且要以精确的取穴、配穴、补泻手法与自身蓄藏的生物能量，来发动外力强迫共振，泻实补虚，反转病人原来失衡的气血分配，并调整病人的血液循环至合理分配；唯有如此宏观的调控，与经络系统密切相关的循环、免疫、代谢与神经、内分泌等系统的功能方能同步恢复正常运作，进而达到治疗作用。

明白了针灸与经络的奥秘之后，接下来我们以经络系统建立的整体系统与生物信息的秩序为基础，深入了解气与循环系统共振的关系，以及如何利用血压波的脉诊分析，来诊断经络上气血虚实的秘密。

本章重点

1. 针灸以“医生的真气调整患者的病气”，医生要能判断十二经络的阴阳虚实，并透过针灸手法，以医者蓄积的真气调整病人失衡的气血。

2. 经络以三维空间的形式，存在于人体四肢和躯干的筋膜结缔组织，其分布与走向与中医经典的记载相吻合。

3. 经络就是同一共振频率（谐波）的器官或组织构成的集合。穴位为弱共振腔，五脏六腑为强共振腔。

4. 经络具有一个方向发散，其反方向汇聚的特性。

5. 身体里物质、能量与信息的传递、交换与协调，透过经络系统的运作，成功地整合小到细胞，大到整体身心，并横跨所有系统的全体，这就是生命进化通过扩大经络系统，达成更高效率全共振演化之路的秘密。

6. 非生物通常趋向最大程度的混乱，而生命与生态系统则是秩序的、规律的。

第三章

脉诊的秘密

黄帝问曰：诊法何如？岐伯对曰：诊法常以平旦，阴气未动，阳气未散，饮食未进，经脉未盛，络脉调匀，气血未乱，故乃可诊有过之脉。

切脉动静而视精明，察五色，观五藏有余不足，六府强弱，形之盛衰，以此参伍，决死生之分。

《素问·脉要精微论》

关键词：混乱程度、发散与收敛、信号与系统、频率域、阴阳虚实、四诊、脉诊

一、诊断的原理

在开放系统的条件下，身体凭借十二经脉的作用提供**负熵**，维系各个器官组织与外在环境的共振协调，在**混乱程度的发散与收敛之间，形成动态而平衡的稳定系统**，使得这个耗散结构得以维持不崩。这样的生命系统是健康的，一旦失去平衡进入混乱、解构和崩溃，便对应着医学上的疾病、衰老与死亡，而在此过程中，十二经脉提供的秩序或负熵必然逐渐丧失殆尽。

西方医学以显微镜下**有形的病理变化**分类、定义并诊断疾病，就像汪洋大海之中一座座孤立的岛屿，可以清楚发现并辨识其特征。可惜真正的疾病世界也像海洋一样浩瀚无际，只有少数陆地浮出海面，而大多数水域暗潮汹涌，难以凭借可见形体分类并定义其实质。

因此，中医透过无形的**“气”的变化**来看待疾病，也就是**波动的性质**。因此，转换到**频率域**，分析十二经脉的秩序，就可以掌握疾病的连续变化与相互作用。虽然抽象，但很实用，和电机工程学中**信号与系统**的原理与应用非常相似。

当身体出了状况，就好比孤舟迷航于大海之中，只有大自然日、月、星、辰的周期变化，方能指引出经纬的坐标位置与归途，而无法像在陆地上一样，透过地图上标示的地标与道路，找到回家的方向。

西方医学的病名与诊断，就像地图上的地标与道路，虽然事无巨细却只适用于陆地上。相对的，中医大夫就像远航的老船长，除了具备敏锐的五官感觉与观察力，更重要的是，还熟稔于**频率域十二维度经纬定位**的**人体经络航道运行图**。

1. 判断十二经脉阴阳虚实

中医对疾病的诊断，不论**望、闻、问、切中的任何一种方法或是四诊合参**，原则都是要清晰掌握病人经络系统的**秩序或混乱**，也就是**十二经脉的阴阳虚实**。

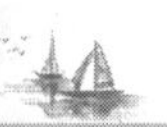

具体的方法就像计算机科学利用**二进制的 0 与 1**，建立起整体对应的系统，从**阴阳二元对立**的**反复辨证**来进行诊断，透过**同中求异、异中求同**，即**分析与归纳**方法，不断地**连续推演**以建立系统，**全面而深入且兼顾微观层面的整体观**。

人体的十二经脉中，一阴一阳两两相对，可分成六阳、六阴，一旦阳经是平和的，阴经也自然平和。若其中一条经络气分偏盛，必定有相对的一条经络不足，而每一条经络又可以凭借“气分”与“血分”再来分阴阳，当“气分”偏盛或不足一段时日，“血分”也相对受到影响，而呈现阳盛阴虚或阴盛阳虚的混乱状态。就像玩**魔方**，转回原状，每面必定全然恢复一致的颜色，也就符合了“**阴平阳秘**”的健康状态。但只要有一面颜色参差不齐，其他面也必定受到影响而杂乱不齐。

《内经》中确切定义了“**正气夺则虚，邪气盛则实**”，即凭借气血分配的多寡来分辨虚实，判断正气与邪气之间的消长变化。在高效率的共振系统下，身体里每一局部的组织与细胞该分配多少养分、血液与氧气等资源，都由**经络系统整合，并由延脑生命中枢计算决定与循环系统精密调配**，不可能无端增加某个区域的气血分配而形成浪费。

倘若异常增加支出，就如同预算**赤字**，代表该处有问题需要解决，身体必须调派额外警力来维持或动员军队参战，好比局部组织发炎了，这就是“**实**”。而根据能量守恒定律，异常增加特定局部组织的气血，必定相应导致其他局部组织气血分配的减少，或是交通阻隔引起运送不足，这就是“**虚**”。

处在偏虚偏实的状况太久，就如同慢性发炎，若问题累积无法解决，就会进一步形成各种疾病，甚至发展为异常增生的组织病变。

2. 望、闻、问、切四诊

在人体动态的耗散结构运作之下，经络系统汇聚了内、外周期性的各种波动，包含光波、声波、机械压力波、电磁波等，实现了全身的共振而建立起生命体高度的秩序，这些波动的共振状态都是生命系统重要的生物信息。

望诊透过光波分析**五色**[1]，尤其是面部的气色，身体健康的人印堂透着光采，五官颜色均匀润泽、神色和谐，令人望之欣然，生病的人则依五脏六腑分部斑驳失色而呈忧戚之象。

闻诊凭借声波考察**五音**，健康的人语音声调清润、圆滑饱满，如音乐厅的钢琴演奏，令人闻之悦耳，但随着五脏六腑的偏亢，相应的五声五音也逐渐模糊，宛如未经调弦走音的琴声。

问诊审度五味，问患者偏爱什么口味？凭借胃口来诊断后天胃气的盛衰偏亢。健康的人嗜欲于平淡并且有容乃大，不会畏惧酸甜苦辛咸。一旦脏腑偏亢虚损，则嗜吃偏食。嗜吃甜者，难免脾胃湿聚；嗜吃辛辣者，必定肺损；嗜吃酸者，肝气涣散；嗜吃咸者，伤肾动骨；嗜吃苦者，心火虚亢。

切诊即为切脉（把脉），可直接感触经脉上气血的波动，也就是血压的机械波，通过比较三部九候搏动的大小或寸口脉位脉形的变化，进一步分析十二经脉的盛衰。脉诊不但凭借造化巧妙也须天赋机敏，并经反复练习、熟能生巧，方能成为最直接取得经脉信息的方法。

《难经》评断医师“问而知之谓之工，切而知之谓之巧，闻而知之谓之圣，望而知之谓之神”。神圣巧工，正是医师的学习之道与从医历程。

若不能以接近**单盲（single-blinded）**[2]的方式透过望、闻、切的方法，提取比较**客观的证（sign）**，并彼此交互比对，建立起**全面而细致的整体观**，只是透过病人掺杂**主观误差叙述的症（symptom）**来搜集容易矛盾的信息，这便是初入门的医匠、病工，此时医师信息的掌握常会落后于疾病的发展，不易形成全面而准确的诊断。

仅靠望诊、闻诊就能掌握生物信息来诊断十二经脉的盛衰，无疑是已达到神圣超凡的境界，这样的医生实属凤毛麟角。其实，光是脉诊要想操作得全面精确也并非容易之事。

---

① 雷公问黄帝五色之分辨，黄帝答曰，“明堂骨高以起，平以直，五藏次于中央，六府挟其两侧，首面上于阙庭，王宫在于下极，五藏安于胸中，真色以致，病色不见，明堂润泽以清，五官恶得无辨乎？”见《素问·五色篇》。

② 在此指的是医师透过望、闻、切提取生物信息后，再凭借问诊询问病患相关症状，必须客观而无诱导性，方能交互比对诊断之正确性。

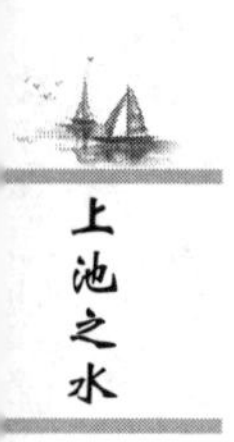

二、脉诊的传承

脉诊与针灸是中医学诊疗最独特的两个部分，从两千年前的医学经典《内经》《难经》到《伤寒杂病论》，都将脉诊作为核心的诊断方法。

《素问·脉要精微论》记载“尺外以候肾，中附上，左外以候肝，右外以候胃，内以候脾，上附上，右外以候肺，左外以候心”，清楚地指出透过感触手腕桡动脉，如何以**寸、关、尺三部分候**的方法，分别诊断心、肝、脾、肺、肾五脏的生理与病理变化。

《难经·第五难》也记载了“三菽之重肺部也、六菽心、九菽脾、十二菽肝、按之至骨肾”，明确地指出，如何以**下指轻重与深浅的方法**，透过脉诊得到五脏生理与病理变化的信息。

1. 个中奥秘

《内经》《难经》这两部流传两千年的中医经典，都教导着我们如何凭借脉形的不同部位，来诊断个别的内脏功能。

桂林古本《伤寒杂病论》在“平脉法”中提到“**脉何以知气血脏腑之诊?**”“脉乃气血先见，气血有盛衰，脏腑有偏胜……；欲知病原，当凭脉变。”本书于公元两百年左右成书，距今已一千八百多年，张仲景彼时已毫无保留地指出脉象可以揭示血液循环的运行与分配，也依此决定着不同器官的生理与病理状态。

然而，中医的脉诊理论一直无法通过现代血液流体动力学得到适当的解释，而且《内经》与《难经》的脉诊方法也不一样①。

因此，虽然历史上对名医凭脉断病有许多记载与传说，但时至今日，许多人仍对脉诊抱持怀疑态度。

---

① 《内经》以寸、关、尺三部分候的方法，《难经》则以下指轻重与深浅的方法，分别诊断心、肝、脾、肺、肾五脏的生理与病理变化。

2. 以心印心

我在大学时期也曾为脉诊诊病的真伪感到困惑，请教过许多中医学院的教授与名医，仍然得不到确切的肯定答复，最诚恳的答案竟是脉诊**濒临失传**。大部分中医师把脉只是虚应故事，若想参得个中奥秘，必须自行向民间家传老中医拜师学习。毕竟，**医学最难且最重要的传承，仍是临床师徒的以心印心**，除了灵敏的天赋与多年的努力，也还需要师傅肯传授，而真正学成者又百中无一二。

二十世纪九十年代初期，我刚开始向启蒙老师江应魁医师跟诊学习把脉时，指尖彷佛结冻似的，根本分不出有何差异。多亏江老师耐心的指导，当他取病人左手脉时，我就取病人右手脉，接着再对调，等病人离开后，再与老师讨论各自指下的心得。

终于在一个月后，像是接通电路一般，我渐渐可以感觉出与老师相近的答案了。其中最重要的秘诀正是取脉时指尖必须与患者的**血压波共振**，并且精确地掌握每个周期脉象的起始点，如此方能同时获得气分与血分的信息。

如此跟诊学习又经过了一年半，我终于能如江老师一样，不需要患者开口，自行号脉即可依据五脏六腑虚实说出患者之症状，再与患者所述比对验证，不但有助于客观了解病情，还有利于加速建立医患的互信。

出道之初，有一名二十几岁的女性患者前来找我看诊，主诉是吃不胖，但在取脉之后，我请其务必到医院心内科检查。半个月后，患者回诊时告诉我，荣总的心内科诊断出其患有心室中膈缺损，并向我转述荣总医师的疑惑："如此不易发现的缺损，如何得知？"

当心内科医师得知病人是由中医把脉找出问题时，根本不敢相信。其实患者的脉象中已若隐若现地显示出**左寸有如转豆**般的变化。在咨询过我的建议后，这名病人很快就接受了心脏手术，至今还常对友人称许这次神奇的诊断。

3. 矛盾密码

在我求学之时，近百位中医系学长的学习之路仍处于混沌不明的阶段，所以江老师才十分诧异，想不到我一个医学系的学生竟能有如此耐心认真学习，并能理解十分抽象的中医逻辑。特别是江老师所授为《内经》与《难经》**五脏六腑分候**的诊法，大多数学长都似懂非懂、满腹狐疑。唯独我因得到王唯工老师的科学研究心得而深有所获，其实就是透过**径向共振理论**对**脉诊原理**的理解。

因此在实习跟诊时，我特别重视深奥难解抽象的《内经》与《难经》心法口诀并加以领会，而不只是专注于**时间域**的二十八脉。毕竟直觉的**二十八脉**①脉形变化是最容易入门的部分，而且可以对病理与症状做出初步定性的推测，但若不能精确诊断，并分辨五脏六腑的气血虚实，就无法与中医核心经典的藏象理论相配合，更难以直接应用《伤寒杂病论》中的经方与《难经》里针灸五输穴的理论来治疗。

三、脉诊仪的发明

有一天深夜跟诊结束，江老师好奇地问我："你为何独好抽象难解的《内经》与《难经》**五脏六腑分候**的脉法？"

"这两组千年待解的**矛盾密码**，想当年师傅要我们死背口诀，经过多年的临床印证，我们方不再半信半疑，你为何自始即深信不疑？"

"面对这两组谜团，你为何合而为一？而不是分而用之？"

在江老师的追问下，我才将三年前求教于王唯工教授的往事如实告之。

"在王教授有关循环系统共振现象的研究下，透过**血压波的傅立叶分析**将**十一经脉对应于血压谐波**，《内经》与《难经》**五脏六腑分候的脉法**已被证实为**一体两面的谐波叠加与解构**。"

"以此**脉诊原理**来理解中医中的诸多谜团，不但信而有证而且可以推而广

---

① 明代著名的医学大师李时珍，除著有《本草纲目》外，也根据前辈崔嘉彦有关脉诊的资料，补充成《濒湖脉学》。书中明言"脉象虽多，然不属部位则属至数；不属至数则属形状。总不外此六者，故为诸脉之提纲也。"部位脉计十二，浮脉所属者八，浮、濡、虚、实、微、散、芤、革；沉脉所属者四，沉、弱、牢、伏。至数脉计七，迟、缓、结、代、数、促、疾；形状脉所属者九，滑、长、洪、涩、短、动、弦、细、紧。共计二十八种。

之，发现一个完全迥异于西方医学的全新领域；透过这分而论之实为一体的脉诊原理设计出的**脉诊仪**，可以科学而客观的方法精确达成十二经脉气血阴阳虚实的诊断。”

1. 谐波对应

在王老师发表的论文①中清楚地写明：“将**第一谐波**从血压波中移除，可以在**中附上关部**轴向的位置，同时也是**十二菽深度**的位置有明显的差异。两者正好对应《内经》与《难经》**足厥阴肝经**分候的脉位。”

“而通过去掉第二谐波后的脉波图与原始脉波图的比较，可以发现在**尺部**的位置有明显的差异，同时也是在**按之至骨**的**深度**位置。原来中医是凭借第二谐波的波动强弱变化来取得肾脏的生理与病理信息。这与动物实验中在短暂夹止肾动脉后出现第二谐波以上的经脉皆下降的现象，也有强烈的一致性。据此可以推论**第二谐波**与**足少阴肾经的自然频率**有密切的相关性。”

“去掉第三谐波后，可以发现在**中附上**的位置，同时也是**九菽**的位置有明显的变化。原来中医是凭借**第三谐波**的波动强弱变化来取得**脾脏**的生理与病理信息。这与动物实验中短暂夹止脾动脉，出现第三谐波以下经脉皆下降的现象呈现有趣的关联性。据此可以推论**第三谐波**与**足太阴脾经**的自然频率有密切的相关性。”

“去掉第四谐波后，可以发现在**上附上寸部**的位置有明显的差异，同时在**三菽**的位置也有明显的差异。而长期以来在肺循环的研究领域都认为**第四谐波**正是肺的自然频率。中医正是凭借**第四谐波**的波动强弱变化来取得**手太阴肺经**的生理与病理信息。”

经过一系列的动物与临床研究，王唯工教授得出了经脉与谐波的对应关系。而谐波的振幅部分代表气分，也就是《难经》中的“是动病”；谐波的相位部分代表血分，也就是《难经》中的“所生病”。

听完我的讲述，江老师惊异地问道：“虽然有些不可思议，但让我想起**扁**

---

① Wang W. K., Wang Lin Y. Y., Hsu T. L., and Chiang Y.: Some Foundation of Pulse Feeling in Chinese Medicine; Advances in Biomedical Engineering, edited by Young W. J., Hemisphere, Washington, 1989

鹊与长桑君的故事。”

他接着说：“科学方法真是神奇，原来这两组**矛盾密码的**背后果然蕴含着大道理；王唯工教授了不起，解答了一个伟大的谜团，中医从此可以走出神秘。难怪你会舍下大家看好的西医而致力于中医的学习，并立志追随王唯工教授研究”。

2. 不一样的道路

记得当年医学系同班几十位同学分批参与王教授的实验，无不好奇并赞叹脉诊仪的研究与发明，但面对王老师询问从事脉诊研究的兴趣，除了我之外，所有人都兴致索然，原因不外乎医科生漫长的学习生涯与对医学研究的生疏。

大多数的同学都认为脉诊仪的发明代表问题的解答与结束，唯有王老师提醒我：“**科学研究常常由一个正确答案引申出三个新的好问题**，傻孩子，这个领域你七十年都做不完。”

正因为有王老师这样的循循善诱，我才能终于说服家人，改变医科生传统的生涯规划，走上这条不一样的人生道路。

1996 年，幸运的我终于如愿进入王教授的实验室，开始中医的科学研究与学习，并在两年后得以将脉诊仪应用于临床诊断与治疗。

直到 2004 年取得博士学位，在王教授身边学习多年，受益良多，令我能深切领悟中医背后的神奇世界。

四、血液流体动力学的研究

脉诊仪的发明不是一个秘密的终结，而是一个崭新探索时代的开始。

脉诊领域的研究也得到许多学者的关注，譬如大陆金伟老师的研究小组、香港科技大学张大鹏教授（David Zhang）的研究团队、台湾汪叔游教授的团队，日本渥美和彦理事长与索尼的团队、印度的团队。

1. 二元对立现象

然而，几乎所有的研究团队都只注意并分析示波器下记录的时间域信号，不然就是凭借脉象的比对分析来对应西方医学的疾病。这样的研究方向固然有其值得肯定之处，可以迅速帮助固守于西方医学思维下的专业人士对脉诊建立起初步的科学认识，不再视其为高深莫测，但却错过了西方医学背后看不见的宝贵一面。

若以工学的常识来了解**时间域**与**频率域二元对立的现象**就会恍然大悟。在时间域的奇异现象或疑难杂症，凭借**傅立叶变换**对应到频率域的世界，就会变成简明易懂且司空见惯的现象，而那些很容易在时间域观察到的一般疾病，在频率域却常常失去特征，不易分辨。

脉搏（血压波）是**周期性**的生理信号，当然在**频率域**会有较强烈的信号表现与系统意义。

2. 擦肩而过

西方血液流体动力学的研究团队也常以此方法来分析**血压**或**血流**，但从未发现血压谐波内蕴含有中医脉诊的秘密。

最早将脉象透过傅立叶变换到频率域分析并发现其中特征的是旅加学者魏凌云博士，他曾在台湾交通大学担任电机系客座教授。

魏凌云教授历时十四年所著的《针灸科学与技术》一书，不但完整呈现中医基础科学研究，也对针灸与经络相关的科学研究做出系统性的介绍，是认识中医科学基础的好书。更重要的是，魏凌云教授在书中提出科学脉诊与频率域分析的雏型，启发了之后脉诊的研究。

然而，魏教授还是与这个秘密擦肩而过，真正由脉诊解开中医秘密的关键人物是王唯工教授。

二十世纪九十年代初期，王教授在中国医药大学“脉学专论”的课程中就曾提及，在浏览过魏凌云教授书中有关脉象频率域分析的数据后，发现其中的谐波特性有其奥妙之处，可能蕴含着某些重要的科学未知，加之他从大学时代即对华夏传统文化抱有高度的兴趣，于是开始着手设计实验，进行研究。

3. 压力重重

王唯工教授在此之前长期耕耘于神经与免疫学科领域，研究已臻成熟，论文被《科学》（*Science*）杂志收录。然而，王教授毅然决然投入这个备受质疑的中医基础研究领域，在当时的研究氛围中所承受的误解与考验，可透过以下两个例子窥其一斑。

当时王唯工教授任职的物理所所长由院长吴大猷兼任。有一天，吴院长请王唯工教授到办公室，当面递过一封向吴院士告状的信函，批评王教授在物理所进行脉诊研究不伦不类，虽然谦谦君子吴院长尊重研究的自主性而不发一语，但王教授承受的同行压力却不言而喻。

另外，纵使王老师有关脉诊基础研究发现的共振现象论文，已登载于西方医学循环期刊 *Circulation Research* 上，但王老师兼任教职的台湾大学中仍有不少年轻的教授因不认同中医，在医学院课堂上公开质疑脉诊理论，批评脉诊无法在现代血液流体动力学领域得到合理的解释，甚至不理性地怀疑王教授是否曾在《科学》杂志刊登过论文。致使许多医学院教授与学生对王老师半信半疑，对脉诊研究更是充满质疑。

但王唯工教授不是中医盲目的崇拜者，曾在美国顶尖的约翰霍普金斯医学院养成的扎实科学研究素养与训练，使他除了求证脉诊真伪与临床应用之外，更重视脉诊背后的**生理及物理意义**。

为了解答脉诊背后的秘密，王唯工教授及其研究团队从 1987 年开始，进行了一系列有关脉诊与血液流体动力学关系的研究。

4. 探究脉诊的真伪

为了探究脉诊的真伪，王教授以五个气球与电动机组成的水波模型来仿真器官与血液循环系统。于 1989 年的国际生物医学工程（Biomedical Engineering）大会上演讲“器官与心脏的共振”[①]。其研究发现，在足够的静水压

---

① Wang W. K., Wang Lin Y. Y., Hsu T. L. and Chiang Y.: Some Foundation of Pulse Feeling in Chinese Medicine; Advances in Biomedical Engineering, edited by Young W. J., Hemisphere, Washington, 1989.

下，改变任一气球的连接都会影响最终波形，具象提出了脉诊的物理证据，同时发现循环系统可能具备某些过去未知的物理特性——共振（Resonance），于是着手开始设计动物实验。

5. 动物实验

在短暂夹止大白鼠动脉的条件下，发现夹止**肾动脉**，出现**第二谐波以上皆下降**；夹止**上肠系膜动脉**，出现**第三谐波以上皆上升**两种截然不同的现象。

动物实验的结果验证了王教授先前从魏凌云教授书中得到的假设，血压波中的**谐波**特性果然与器官的血液循环有着奇妙的关系，脉诊背后的原理获得生理学的科学证实；同时也帮助王教授领悟到《内经》与《难经》一体两面的脉学诊断方法。王教授将实验的结果发表在期刊 *Cardiovascular Research* 上[①]，验证了局部血管床的血流变化可以呈现在血压波的波形上。然而这些现象仍无法以传统的血液流体动力学来解释，因其中含有过去未知的重要生理特性。

6. 共振机制

1991 年，王教授在 *Circulation Research* 期刊上提出以**共振机制**[②]来解释上述现象，并指出共振机制一直为当代血液流体动力学所忽略。这也解释了为何循环系统具有**极高的效率（98%）**，虽然心脏只有 **2W** 的功率，远小于 60W 的灯泡，却能带动 60kg 体重的成人的血液循环。

7. 谐波特性

1992 年，王教授在 *Acta Physiologica Scandinavica* 期刊发表“器官中动脉的滤波特性”[③]，指出特定的谐波变化广泛存在于各个器官的动脉中。每个器

---

① Young S. T. , Wang W. K. , Chang L. S. , and Kuo T. S. : Specific frequency properties of renal and superior mesenteric arterial beds in rats, Cardiovasc. Res. 23: 465 -467, 1989

② Wang Lin Y. Y. , Chang S. L. , Win Y. E. , Hsu T. L. , Wang W. K. : Resonance - the missing phenomenon in hemodynamics, Circ. Res. 69: 246 -249, 1991

③ Young S. T. , Wang W. K. , Chang L. S. , and Kuo T. S. : The filter properties of the arterial beds of organs in rats , Acta Physiol. Scand. 145: 401 -406, 1992

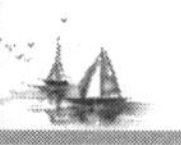

官就像一个特定的滤波器，有其特定的频率特性。

8. 滤波器

1994 年，王教授在 *American Journal of Physiology* 上发表“肾脏系统中的共振”①，凭借血压波与血流波的测量与分析，说明在肾脏系统中共振机制的运作有如**收音机的滤波器**。借以解释肾脏系统中**第二谐波**的频率特性如何帮助**肾脏实现血液灌流**。

9. 径向共振方程式

1997 年，王唯工教授与夫人王林玉英教授凭借**血液与血管壁上弹性力**、**剪力**与**应力**的**牛顿力学平衡**及**径向上弹性系数均质化**特性，共同推导出**径向共振方程式**②来描述血压波于动脉中传递的特性，并发表在 *IEEE Engineering in Medicine and Biology Magazine* 上。

10. 径向共振理论

2000 年，王教授夫妇在 *IEEE Trans. Biomedical Engineering* 发表了两篇论文，补充了径向共振方程式的物理特性③以及对**微循环的影响**④，经过十年的研究，终于赋予**脉诊理论**以完整的科学解释，并形成完备的径向共振理论来描述循环系统的运作。

接下来的十年，王教授夫妇仍持续针对循环系统的生理与物理特性进行深入研究，提出了环状结构、停留解等重要突破，不但发表于国际重要期刊，并在冯元桢院士的建议下，经由《气的乐章》《水的漫舞》《气血的旋律》《气的大合唱》四部科普著作，详细介绍了循环系统背后的科学奥秘与王教授

---

① G. L. Yu, Wang Lin Y. Y. and Wang W. K., Resonance in the kidney system of rats. Am. J. Physiol. 267: H1544 - 8, 1994

② Wang Lin Y. Y., Chang C. C., Chen J. C., Hsiu H., Wang W. K., Pressure Wave Propagation in Arteries. IEEE Eng. Med. Biol. 16: 51 - 56, 1997

③ Wang Lin Y. Y., Lia W. C., Hsiu H., Jan M. Y., Wang W. K., Effect of Length on the Fundamental Resonance Frequency of Arterial Models having Radial Dilatation. IEEE T. Biol. Med. 47: 313 - 318, 2000

④ Jan M. Y., Hsiu H., Hsu T. L., Wang Lin Y. Y., and Wang W. K., The Importance of the Pulsatile Microcirculation in Relation to Hypertension. IEEE Eng. Med. Biol. 19 (3): 106 - 111, 2000

心中的完整蓝图。

其中，径向共振理论的摘要如下——

“**舒张压**提供张力撑起整个动脉血管床，使主动脉与各器官血管床的**自然频率**达成良好**匹配**，以利**共振机制**的发生。”

“左心室泵出的血流，撞击富含**弹性组织且逆转180°的主动脉弓**，**动能**转换成**弹性势能**，以**径向振动**的形式储藏于**动脉管壁**，并以**血压脉波**的方式沿着动脉管径向末端传递。”

“因心脏是**周期性**的跳动，各器官或血管从储藏的**弹性势能**，则必为血压脉波的**谐波**。”

“到达动脉末端的**脉波压力**大小与**局部的阻抗**，决定着**微循环灌流**。”

五、中医的生理基础

径向共振理论其实也是**脉诊原理**的**生理基础**。因为每一器官有其特殊**的共振频率**，但是心脏呈周期性的跳动，因此这些共振频率都是**心跳的谐波**。而血管中的血压谐波决定着局部灌流，因此我们可以在身体上任一动脉搏动点提取器官的谐波，无论是三部九候、人迎寸口或独取寸口；并能由此得知每一器官**局部灌流**的信息。这也是**中医的生理基础**。

通过共振理论与相关的动物及临床实验，王唯工教授的研究团队验证了《内经》与《难经》一体两面的脉学诊断方法，并依其原理设计出脉诊仪，也奠定了脉诊的科学基础。透过脉诊仪，不但可以定量地分析病人**五脏六腑及经脉**的**病理虚实**（**病理矩阵**）；而且可以对**针刺穴位**、**中药**、**方剂以及西药**对**经脉的补泻作用**进行一系列的**药理研究**（**药理矩阵**）。

从这些研究得出以下发现。

（1）针刺**肾经原穴太溪**与服用**补肾**的中草药，都呈现**第二谐波肾经**振幅增强的现象。

（2）针刺**胃经合穴足三里**与服用**补脾**的中草药，都呈现**第三谐波脾经**与**第五谐波胃经**振幅增强的现象；服用**补肺**的中草药，则呈现**第四谐波肺经**振

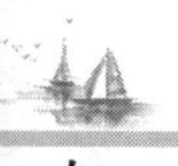

幅增强的现象。

（3）从**物理**、**生理**、**药理**到**针灸**，都呈现出与血压波中**谐波**特性密切相关的结果。

中医临床背后的**基础医学**得到**科学性的系统**建立与解释，这些重要的发现都发表在中医国际期刊《美洲中医杂志》（*The American Journal of Chinese Medicine*）上，在后面的章节会一一详细介绍。

所以，**径向共振理论**是**脉诊原理**的生理基础，同时也是**中医最核心的生理学基础**。

透过脉诊仪，脉象的变化与五脏六腑十二经脉的病理虚实，不再只是历代医家口中所谓的“指下难明，心中难了，师徒难传”的家传绝技，几十年来众多学者倾心探索的秘密，终于通过科学研究落实为客观的记录与实证；其重要性如同西方医学**基础学科**的有机化学、生物化学、药理学等科学研究，推动着当代西方临床医学的进步。

幸运的是，我从1991年起，通过暑期参与实验，知悉了这些突破性且重要的信息并得以持续追寻。不同于大多数中医师受数理知识缺乏所限抱持半信半疑或忽视的态度，我将王教授发表的一系列**科学论文**视为**建构中医基础医学**的根基并加以深入理解，同时以拜师跟诊的方式向民间老中医学习，一步步印证脉诊临床的效果，因而受益匪浅、事半功倍。

1. 脉诊仪数据库

更重要的是，之后我四处寻访名医，透过脉诊了解病人的病情，印证医师心中的思路与疗效。而这些临床的跟诊学习，也成为我判读脉诊仪数据的重要参考信息，同时结合二十年来累积的庞大数据库，赋予脉诊仪以完整的生理、病理信息，进而将中医的秘密真正应用于临床的诊断与治疗。

2. 耆老典范

在多年的学习探究中，脉诊功力最令人叹为观止的，莫过于新社的张国养老师、淡水的吴义发老师与北京的寿小云教授。前两位老师虽未取得医师执照，但医术早已受到病人肯定，登门求诊的疑难杂症患者甚多，只要一开诊必定门庭若市，凭借的正是医师惊人的脉诊与处方用药实力，但终因执照问题，近年来两位老师都已休诊，不但许多患者扑空向隅，盼望跟诊学习的晚辈医师也寻觅无门，医道的传承就此断绝，甚为可惜。

（1）脉诊细腻的张国养老师

张国养老师是医圣张仲景的后人，幼年与父亲来台旅游，因战乱滞留，盘缠用尽，父子只好相继以家传的医术悬壶济世。张国养老师掌握了《伤寒杂病论》中精确的诊断与简洁的用药，从感冒到癌症或其他疑难杂症，总是能以细腻的脉诊，辅以望、闻、问诊来处方，并以明确的单方治疗主证，绝对不会有芜蔓庞杂的处方。这也正符合我二十年来应用脉诊仪的临床记录，每一份脉诊病例皆验证一条《伤寒杂病论》的条文，因此书中每一篇皆名为“某病脉证并治”。没有脉象做起始条件，则无法明辨病证，从而形成精确的诊断与相应的治疗。

以当代科技经由精密仪器与复杂运算，方能得出十二经脉气血虚实的分析，进而达成六经辨证的临床传奇，而历代经方家则以人力致之，为达如此境界，张老师殚精竭虑，嶙峋异常，令人既佩服又不忍。但若没有如此深厚的脉诊功力如何能应用经方于无误？毕竟经方有如利刃，用之得当则斩关夺将；诊断失误，则贻害性命于立即。没有精良的战技，如何能实现复杂的战术与整体的战略，又如何能将治病养生了然在胸？

（2）受天才教育的吴义发老师

吴义发老师则是另一种典范，四岁稚龄即被老道士收为弟子。在天才教育之下，武术、医术、风水、占卜无不精通，在几分钟的把脉下，竟可以将癌症患者的肿瘤部位与大小清楚地描述并画于纸上，莫非亲眼所见真不敢置信，而治疗又屡屡有奇效。

笔者本来也认为这可能是特异功能，但与多年来随同吴老师跟诊学习的学长探讨后，似乎领略到其背后的奥妙，原来此即为历代道家代代接续的传承，同样是透过血压波立体的轨迹描绘出五脏六腑结构的常与变，这些宝贵的临床资料也为血压波的研究指出另一个可能的新方向。

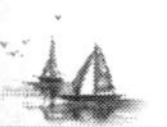

（3）寿小云教授的读心术

2010年以心理脉学[①]闻名的寿小云教授来台北讲学，在一周的课程中，寿教授完整清晰地传授了他发扬并继承自王氏祖传脉法的宝贵知识与技巧。经过系统性的学习和实践，从疾病脉学到心理脉学，笔者深深感佩寿老师无私的指导与不可思议的两套脉诊功夫。若非亲身体验宛如读心术的把脉，绝难想见可以从**脉象鉴往知来，得知人的过往经历、当下情境**与**预测未来**的可能作为。这样的脉诊方法几乎可以与望诊的最高境界——相学相比拟。

心理脉学的论述与实践体现了《难经》“五脏藏七神”（见第五章）的重要观念，也就是精神与身体彼此依存的相互关系。透过心理与生理的二元对立，似乎也提供了一条自隋代以来玄秘的“太素脉法”[②] 可理解与研究的途径。

可惜寿老师长期耗用心力于脉诊、讲学与研究的发展，似乎也损及心气，盼其保重之余，也寄望中医四诊的科学化与仪器应用能早日普及，否则能有多少良医可以“真气易病气”而长期无损，特别是2012年两位知名经方家张步桃老师与倪海厦医师的骤逝，连我也不免有退隐山林之念。

诚然，当代还有许多指下功夫绝顶的名医，但因为未曾亲见，不敢妄加评论。而诚如《内经》所述下医切而知之，若不能凭借入门的脉诊得知病情背后的气血虚实，不仅诊断无法精确，用药也无法依据经典理论来处方施治而获奇效，更不可能进一步细腻地透过切脉来评估治疗的效果与预后，故无法达到以望诊、闻诊而知病情的上医境界。

3. 脉诊临床的标准化模式

脉诊背后的血压波与循环体系正是经络的主体与中医最核心的基础理论，因此医圣张仲景在《伤寒杂病论》中强调“脉为气血先见”，脉象常常较症状早出现转折变化，可以帮助医者把握先机，绝非由问诊得到的患者主观与落后信息可比拟。因此若不能直接凭借把脉切而知之，如何能进一步凭借望诊与闻诊，间接得知五脏六腑气血的虚实变化。

---

① 寿小云，寿氏心理脉学与临床，中国中医药出版社，北京，1998。

② 《医宗金鉴》中提及四诊心法要诀：“至杨上善为风鉴者流，托名太素脉法。”以气论运。

在我的医学生涯中，最幸运的莫过于在台湾大学电机研究所攻读医学工程博士期间接受王唯工教授的指导，参与脉诊的研究并将脉诊仪应用于临床。

脉诊仪的客观记录可以将五脏六腑十一经络气血虚实以数字化呈现，不但能清楚地定性，也有客观的定量指标。再结合临床症状的比对与分析，就能将许多前辈名医的宝贵经验与智慧融会贯通成数学化的标准模式。我经过不断的累积与印证，发现医圣张仲景早在公元二百年左右，就已将临床与标准模式的对应完全系统化，并清楚完整地记录于他的旷世巨作《伤寒杂病论》中。

医道的传承真是历久弥新，代代相传而屡屡不绝，这正是我心目中中医最深的秘密。

透过脉诊的科学研究，也为中医的科学化开启了一道方便之门与笔直快捷的方式，接下来我们就要由脉诊研究得到的线索，一步步解开中医经典、疾病与死亡、五脏藏七神、养生、中草药、方剂、经方与临床等千年不传的中医秘密。

本章重点

1. 中医对疾病的诊断，不论运用望、闻、问、切或四诊合参，重点就是要清晰掌握病人经络系统的秩序或混乱，也就是十二经脉阴阳虚实。

2. 医学最难且最重要的传承仍是临床师徒的以心印心。

3. 王唯工教授通过血压波的傅立叶分析将十一经脉对应于血压谐波，《内经》与《难经》五脏六腑分候的脉法已被证实为一体两面的谐波叠加与解构。

4. 王唯工教授经过十多年的研究，终于赋予脉诊理论以完整的科学解释，并形成完备的**径向共振理论**来描述人体循环系统的运作。

5. **径向共振理论**是**脉诊原理**的生理基础，同时也是**中医**的生理学基础。

第四章

疾病与死亡的秘密

气

阴阳五行

周期性波动

共振

傅立叶分析

谐波

黄帝问曰：人有四经十二从，何谓？岐伯对曰：四经应四时，十二从应十二月，十二月应十二脉。

脉有阴阳，知阳者知阴，知阴者知阳。凡阳有五，五五二十五阳。所谓阴者，真藏也，见则为败，败必死也。所谓阳者，胃脘之阳也。别于阳者，知病处也；别于阴者，知死生之期。三阳在头，三阴在手，所谓一也。别于阳者，知病忌时；别于阴者，知死生之期。谨熟阴阳，无与众谋。

所谓阴阳者，去者为阴，至者为阳；静者为阴，动者为阳；迟者为阴，数者为阳。凡持真脉之藏脉者，肝至悬绝急，十八日死；心至悬绝，九日死；肺至悬绝，十二日死；肾至悬绝，七日死；脾至悬绝，四日死。

《素问·阴阳别论》

关键词：死亡、血压谐波变异系数、内风、肾间动气、气分、血分、实证医学

一、生命最大的课题

“死亡”是所有生命都会面临的终点，在医学上更是无法逾越的主要课题。但疾病与死亡的关系如何？

“会不会死？”“何时死？”可能也是医生们最难回答的问题。

“猝死”更是所有大夫共同的噩梦！

然而这又是不能回避的问题——无论是身处急诊室、救护车、加护病房、外科手术台的病人，还是加护病房中的晚期癌症患者，都必须严肃地面对死亡的威胁。

这个问题不仅关系着治疗的计划，而且关系着患者的家庭，对于医疗开支和社会也有广泛的影响[①]。**大多数的疾病也由其与死亡的关系决定其严重性**，因此，准确地预测死亡或是呈现濒死过程中生命秩序的丧失，或预警死亡迫近的混乱失序，都是重要的病理指标。不但在治疗上有积极的意义，而且能对缓解医患关系、缩减医疗开支提供帮助。

1. 预测死亡

准确地预测死亡并非易事，于是产生了许多有关预测系统的研究[②]，但这些预测系统大多是定性的，其准确性或受科别的限制或有种族的不同[③]。要想广泛且精确地预测死亡，可能需要更加客观定量的指标。

血压、心跳、血氧值、体温及呼吸数是医学上常用的生理定量指标，也被广泛应用于临床评估，但由于治疗的介入，这些指标常被控制在“生理范

---

① Cull DJ, Chernow B. Predicting outcome in critically ill patients. Crit. Care Med 22：1345 - 1369, 1994；Hardy JR, Turner R, Saunders M, Henry R. Prediction of survival in a hospital - based continuing care unit. Eur. J. Cancer 30A（3）：284 - 288, 1994.

② 其中包括以濒死症状来评估病危的病人如 Simplified Acute Physiology（SAPS）scores、Mortality Probability Model（MPM）scores、Palliative Prognostic Index（PPI）scores、Acute Physiology and Chronic Health Evaluation（APACHE）scores 等，甚至以类神经网络来辅助预测。

③ Tan IK. APACHE and SAPS are poorly calibrated in a Hong Kong intensive care units. Ann. Acad. Med Singapore 27（3）：318 - 322，1998.

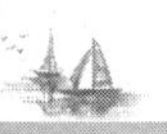

围”，而无法提供足够的信息，因此要对这些重要的生理定量指标进行进一步的深入分析，使其成为新的研究方向。

2. 老人冬日见夏脉

初出道之时，我曾在一家药厂的附属诊所驻诊，董事长是位八十多岁的老前辈，专精于药物的辨识与质量的确认，每每需专程飞往香港鉴定大宗药材，并决定是否下单选购，好像电视剧《大宅门》中的白景琦白七爷。

有一天，老前辈感染风寒，自行处方用药却不见改善，听说厂里新来一位医师诊脉处方尚可，特别请我到楼上号脉。

我惊讶于老人家冬日洪大的数脉并夹弦紧的风寒脉象，特别询问是否服用了补气药物，董事长告诉我他长年服用高丽参，故精神奕奕异于常人。我请老人家不要再长期单独服用高丽参，特别是在感染风寒的时候。老前辈似乎对我的话不以为然，服用了几包中药，症状改善后也没有复诊。

倒是老前辈的家人非常关心，子女们纷纷私下向我打听病情，我谨慎地提醒他们，必须当心老人家的健康，切勿让其过于劳顿，尤其是冬季，年老者不宜见夏日洪大心脉，否则心火虚亢、肾水枯竭必将损其**心气**，恐怕不堪于炎炎夏日。

次年春天，我离开附属诊所自行开业；不久之后，听闻老前辈前往珠海备货时，突发急性心肌梗塞，命丧香江，魂断异乡。

3. 生理定量指标

早在两千年前，《素问·阴阳别论》就提到“别于阳者，知病处也；别于阴者，知死生之期。……凡持真脉之藏脉者，肝至悬绝急，十八日死；心至悬绝，九日死；肺至悬绝，十二日死；肾至悬绝，七日死；脾至悬绝，四日死”。

由血压波中呈现的脉象分析来评估病人是否面临死亡的威胁，一直是传统医学诊断的重要方法，脉诊不仅用来诊断疾病，同时也是评估预后的重要指标。

西方医学有关血压波的研究，早在 1872 年，Frederick Akbar Mahomed 即提及血压波中生物信息的重要性[1]。近年来，血压波分析更被广泛应用于临床医学的研究，如高血压、心脏衰竭与抗衰老等领域[2]。进一步有关血压变异率的研究与临床应用正兴起国际合作的趋势[3]。一方面固然是中医整体观的内容渐渐受到重视，另一方面可能是由于西方医学在循环系统研究上陷入瓶颈，以及多系统疾病盛行的威胁。

二、脉诊仪的临床应用

我在台大电机所攻读医学工程博士期间，在王唯工教授的指导下，从事脉诊仪与**血压谐波变异系数**于临床医学上的应用研究。首先注意的即是死亡与疾病严重性的定量指标研究，特别是根据传统医学脉诊所蕴含的系统化意义，进一步扩展脉诊仪的临床应用范围与准确性。

脉诊仪的设计原理是以傅立叶变换方法分析动脉血压波，将时间域的血压波信号转换到频率域进行分析，因动脉血压波与心跳同步，在稳定的一小段时间内，可近似为周期波，故其傅立叶变换的结果呈谐波关系。透过先前有关中医的基础研究，以谐波对应五脏六腑十一经络，以振幅大小与相位角对应气分病与血分病，即《难经》提及的是动病与所生病，从而成功地把抽象的传统医学脉诊诊断以系统化的方式科学呈现。

1. 偶然发现

早期脉诊仪的设计并不包含“血压谐波变异系数”这个客观病理指标，此指标原是脉诊仪测量时的**校正指标**，用以评估一次测量中数个血压波之间的**稳定度**，来校正测量操作的正确性，以决定是否需要重新测量。

血压谐波变异系数临床价值的偶然发现，源于王唯工教授与魏开瑜医师一同从事临床研究时观察到的特殊现象。

---

① Mahomed FA. The physiology and clinical use of the sphygmograph. Med Times Gazette 1: 62, 1872.

② O'Rourke MF, Pauca A, Jiang XJ. Pulse wave analysis. Br J Clin Pharmacol. 51: 507 - 522, 2001.

③ Singh RB, Cornelissen G, Weydahl A, Schwartzkopff O, Katinas G, Otsuka K, et al. Circadian heart rate and blood pressure variability considered for research and patient care. Int J Cardiol. 87: 9 - 28, 2003.

一名被魏开瑜医师诊断为**肝风内动**的病人，在其脉诊仪的记录中，代表**肝经第一谐波**的**变异系数**呈现极大的变化，反复测量后确认并无操作误差，进而引发王唯工教授开始思考血压谐波变异系数的临床生理意义。

血压谐波变异系数的数学定义是，在一次测量中，数个连续血压波之间，各谐波振幅的变动值与平均值的比率，即各谐波振幅的变动值/平均值（Deviation of Harmonic Magnitude/Mean of Harmonic Magnitude），**代表连续血压波之间的不稳定性，数值越高混乱程度越大**。

2. 稳定的健康者

健康受测者血压谐波变异系数的值从第一、二谐波趋近于零，随谐波数的增加，各血压谐波变异系数亦小幅增加，到第六谐波以内，健康受测者的各血压谐波变异系数皆在百分之五以内，一方面验证了在短时间内血压波为周期波的合理性，另一方面代表了在正常的生理条件之下，各血压谐波在短期内其振幅大小极为稳定。

3. 内风

临床上，当对肝肿瘤患者施以肝动脉栓塞术时，特定血压谐波变异系数显著增加；中风患者血压谐波变异系数明显偏高且患侧高于健侧，代表血压谐波变异系数具有反映特定动脉阻塞或缺血的病理指标性质。

《素问·风论》提及“风者，善行而数变”。因此血压谐波变异系数在**不同谐波游走所呈现的不稳定变化**的现象，其所代表的病理意义，正如中医临床所谓“**内风**”的病理变化。

而王教授的研究中曾指出低频五脏血压谐波属于“阴”，高频六腑血压谐波属于“阳”[①]。对应于《素问·阴阳别论》所谓“别于阳者，知病处也；别于阴者，知死生之期”，可以在动物与临床实验得到非常有趣的验证。

---

① Wang W. K., Hsu T. L., Chiang Y., T. L., and Wang Lin Y. Y.: Pulse Spectrum Study on the Effect of Sie - Zie - Tang and Radix Aconiti. American Journal of Chinese Medicine Vol. 25, No. 3 - 4: 357 - 366.

4. 别于阴者

在我们记录的大白鼠死亡过程中，低频第一至第四血压谐波变异系数呈现明显的上升，但是高频的第五与第六血压谐波变异系数，无论是死亡过程中的大白鼠还是濒死但幸存的大白鼠都没有显著的差异。这代表了低频的五脏“阴”经与死亡相关，而高频阳经则无关生死。

这样的结果与《内经》“别于阴者，知死生之期”一致，也印证了王教授低频血压谐波属于“阴”、高频血压谐波属于“阳”的理论。

肝经、肾经、脾经、肺经皆属于低频的“阴”经，难怪中医称其为足厥**阴**肝经、足少**阴**肾经、足太**阴**脾经、手太**阴**肺经，而足阳明胃经、足少阳胆经则属于高频的“阳”经，可见先人对人体频率域的理解远远超乎我们的想象。

5. 父爱的生命力

就读研究所期间，有位董老伯伯罹患肺癌（晚期），前来就诊，依例我在初诊时都会询问病人：需要我帮什么忙？

董老伯伯是退伍军人，他告诉我小儿子正在念大学二年级，还要两年才能毕业，如果他能多活三个月，政府的退伍津贴就能多领三个月，他希望能让儿子毕业前没有经济负担。

这位老伯伯的父爱令我感动，虽然他的肺癌已全身转移，我在分析他的脉象后，告诉他“我们一起来努力看看”，就这样开始了每个礼拜的回诊与诊治。

两年期间，老伯伯数度病危，总是在肺积水抽水之后，从医院请假偷偷溜来我的门诊求助，由子女搀扶着，一阶阶慢慢地走楼梯上三楼，满脸烦恼，一开口就问我“这次是否没救了？”我分析他的脉象后，告诉他“还早呢！”他才安心地拿药回家。

当他小儿子大学毕业，他高兴地拿着与小儿子的毕业合照给我看，心满意足地告诉我“如愿了”，从此未再见到他。

半年之后，他的女儿告诉我老伯伯往生的消息，“爸爸肺积水气喘，住院

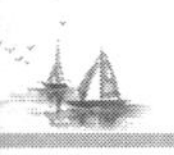

之后，惦记着找郭医师，却离不开医院了”“临终前嘱咐我们子女，一定要来感谢郭医师”，我平静地把董老伯伯的感谢卡放在药师琉璃如来的佛像下，每当有癌症晚期病人来求诊，便怀念起那份坚韧父爱的生命力。

6. 别于阳者

在临床实验中，健康受测者血压谐波变异系数第一至第六谐波皆小于百分之五，代表**循环系统共振条件的稳定性为健康者的常态**。

而第一至第六谐波变异系数由高频至低频依序减少其数值，更显示共振条件的稳定性亦由高频至低频依序增加。**低频较高频更稳定，高频较低频更易变动**。

共振条件的失序透过血压谐波变异系数的变化显示，**由高频开始，再逐一往低频增加**。这样的推论亦可由健康受测者与门诊病人的比较得到验证。

临床实验中门诊病人的第一至第六谐波变异系数皆小于百分之八。与健康受测者相比，第一至第三谐波变异系数两者之间并无明显差别，而门诊病人的第四至第六谐波变异系数在统计上明显高于健康受测者。亦印证了**经络或循环系统共振条件的破坏，是由高频开始变化，再逐一往低频增加**。

7. 知病处也

另外，一般门诊病人常见的**病痛状态和位置与经络或循环系统共振条件的变动有关，可以由高频血压谐波变异系数显现出来**。

一般门诊病人的病理状况常为患者主观的病痛现象，或客观上较轻而无生命威胁的症候，以往缺乏适当指标予以定量与系统化的评估。此研究结果显示，**血压谐波变异系数具有定量筛查一般疾病的灵敏病理指标特性且不同谐波变异系数具有不同的临床意义，可根据中医有关经脉循行的信息来判断病位**。

王唯工老师在《气的乐章》中指出，身体依**频率特性可分成六十六等份**，并凭此判断生病的位置，其中的道理也就是《内经》所谓“别于阳者，知病处也”。

同时，正如动物实验所呈现，越接近基频第一谐波，其生理重要性越高，此推论亦可由癌症晚期患者的谐波变异系数变化获得证实。

临床实验中，癌症晚期患者除第一与第二谐波变异系数小于15%外，第三至第六谐波变异系数皆大于15%。且第一至第六谐波变异系数在统计上皆明显高于门诊患者。

与门诊患者相比，癌症晚期患者血压谐波变异系数的上升，不只包括第四至第六高频谐波，低频第一至第三谐波变异系数亦明显上升。而且第三至第六谐波变异系数皆大于15%，代表部分与重要生理功能相关的器官组织已因疾病的侵袭而影响其组织细胞的循环供血。血压谐波变异系数清楚显示，癌症晚期患者循环系统的不稳定，以及疾病的严重性和广泛性。

癌症晚期患者除原发癌细胞病灶外，大多并发扩散与多重器官组织转移。随着癌细胞的增生与多病灶的扩散侵犯，造成正常组织细胞的缺血、缺氧与器官组织的破坏，以及循环系统的不稳定与解构，皆是必然的病理结果。**血压谐波变异系数由高频至低频渐进的混乱程度增加，也如实地呈现了循环系统的病理状态与整体系统处于广泛解构中的系统崩溃严重性**。

8. 真藏见为败，必死

因此，濒死状态癌症患者的第一与第二谐波变异系数在统计上明显高于其余十三名尚存活的癌症晚期患者，这样的结果也符合上述论断。即越接近基频第一谐波，循环系统供血的器官组织对维持基本生理的重要性越高。

死亡的发生是由于系统性结构的破坏，而最基本生理功能器官组织的衰竭，则是系统崩溃最致命的原因。

这些器官组织循环供血的维持，正是生命系统在濒死的病理状态下**最后的一道防线**。第一与第二谐波变异系数超过百分之八的明显上升，代表死亡的癌症患者在濒死前，这些最低基本生理功能的器官组织正面临着循环系统供血的不稳定和缺血、缺氧的威胁。**血压谐波变异系数由高频至低频依序增加的系统性反应，也充分呈现出生命系统不同阶段的病理状态**。

这种不稳定的变化，代表生命系统混乱程度异常增加的极限与崩溃，表现于五脏经脉**共振机制的解构**，而呈现出五脏阴经脉气各自为政的**非谐波波**

动，完全不再与循环系统和谐共振。就像合唱团演出时，男低音不再与其他声部同步和声共鸣，原本隐约构成节奏的低频声部呈现出突兀的爆音，进而导致和声三角形的整体音场破坏殆尽，当然曲不成调，和声变成噪音。人体透过十二经脉构成谐波和声的生命乐章也是同样的道理，所以，《内经》才会有“所谓阴者，真藏也，见则为败，败必死也”的真知灼见。

9. 死生之期

癌症患者死亡前一天，第一至第六谐波变异系数全部超过15%。与死亡前两天的记录比较，又明显上升。**最后一天血压谐波变异系数的明显上升，与大白鼠死亡前各谐波急速上升相同，代表相关器官组织不可逆的缺血、缺氧坏死。**

尤其是第一与第二谐波变异系数的明显上升，显示最主要生理功能的组织器官循环供血亦面临崩溃，而造成功能衰竭与坏死。这是循环系统衰竭的最后阶段，也是生命系统解构崩溃的最后一役。血压谐波变异系数于动物实验与临床实验的濒死状态下，依然呈现清晰的定量变化。**从最轻微的门诊疾人自高频谐波开始混乱程度上升，随着疾病的严重到最后的死亡过程，定量且系统地反映了生命系统解构崩溃的每一阶段。**

血压谐波变异系数如此忠实的病理反应，应归因于作为成年人经络系统主体的循环系统，对多细胞生命体系系统性建构的基础性与重要性，而共振机制更是循环系统高效率分化的重要基础设计。血压谐波变异系数作为共振机制混乱程度的指标，自然充分地反映了循环系统的病理状态，忠实、定量、相对应地呈现出生命系统解构崩溃的过程。

10. 生气之原

此外，从大白鼠的死亡过程与几类不同严重性患者临床实验的结果，显示出**在疾病的恶化与死亡过程，血压谐波变异系数定量且系统地由高频谐波逐渐增加，再扩展到低频谐波，渐次呈现不稳定的变化，最后当基频第一谐波亦丧失稳定性时，生命系统随之终止。**这正符合《难经·第八难》的内容“诸十二经脉者，皆系于生气之原。所谓生气之原者，谓十二经之根本也，谓肾间动气也。此五脏六腑之本，十二经脉之根，呼吸之门，三焦之原，一名守邪之神。故气者，人之根本也，根绝则茎叶枯矣。寸口脉平而死者，生气独绝于内也”。

当**基频第一谐波丧失稳定性时，共振条件必然无法维持**，导致循环系统崩溃后，生命系统自然随之结束。中医所谓“肝风内动”代表极严重的病理信号，其客观定量的生理意义与操作型定义正对应基频第一谐波丧失稳定性并危及共振。**一旦连基频的共振都无法维持，其他谐波自然溃散，所以称之为“根绝则茎叶枯矣”**。表现于脉象就会呈现出没有明显波动的“**脉平**”现象，自然象征生命力竭尽而**谐波丧失的濒死状态**。

11. 肾间动气

同时，所谓“肾间动气”是否指两肾之间腹主动脉中的血压波？主动脉上维持共振的血压波是维系循环系统高效率的关键，也是心脏能以不到2W的功率担负起全身各种物质输送与分配如此不可能任务背后生理机制的秘密。

从主动脉弓以下到两肾之间腹主动脉这段动脉大血管，是血压波共振发生最主要的地方，就像乐器的主共鸣箱，穿过两肾之后，腹主动脉即分叉成左、右两分支。临床上这也是最容易发生下背痛的位置，特别好发于年老的长辈，象征衰老的来临，所以此处又称之为“**命门**”。修练气功时，对任督二脉相关的功法演练尤其重要，因为这里正是所有谐波发生共振、叠加整合而成生命旋律的所在地，即“**生气之源**”。

12. 血压谐波变异系数的病理意义

共振机制的维持有赖舒张压的稳定条件，但循环系统在提供末梢组织器官血液灌流时，若末梢开口大于一定的面积，将影响**循环系统的稳定性**，甚至**危及共振机制的维持**，其变化可由血压谐波变异系数的增加而呈现，此时生理的**代偿作用**只能以**增加心输出量**或**减少其他次要组织的血液灌流来维持系统的稳定性**。

相对的，当心脏收缩舒张提供的血液输出不足于周边组织器官基本所需的血液灌流即缺血（ischemia）时，上述病理现象所述血压谐波变异系数的增

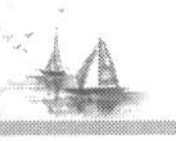

加也将出现，因此**血压谐波变异系数的增加，可视为缺血指标或循环系统供需失衡的警报**。

13. 恶性循环

临床上，上述两种病理因素常**互为因果**。**恶性循环**更是**恶化成系统性疾病的重要成因**。当局部组织发炎或增生时，末梢血管舒张，开口面积加大，增加末梢血液灌流。若局部组织的灌流面积增加到一定程度，则造成心脏供给的负荷，若此**负荷超过循环系统的负担极限，系统性的缺血性疾病**随即发生。

当缺血的组织为重要器官时，为维持基本的生理功能，只能再增加开口面积以取得足够的血液灌流，但会**逐渐丧失循环系统的稳定性**，以致共振机制的维持受到威胁，使器官的血液供应更加困难，各器官的生理功能随即受损甚至衰竭，**恶性循环因超过循环系统的代偿极限而一发不可收拾，最后导致循环系统解构崩溃，死亡随之到来**。

14. 整体系统性的指标

因此，循环系统的稳定性与共振机制的运作，是整体系统性维持的重要因素，也是导致多器官系统性疾病的重要病理因素。**血压谐波变异系数的测量，一方面可以评估循环系统的稳定性，另一方面可以作为评估系统性疾病的病理指标**。

由高频到低频的十一组血压谐波变异系数如此系统性的变化，还有助于中医临床诊疗逻辑的理解与应用。疾病诊断的定性与定位都可根据血压谐波变异系数系统而定量地予以**科学化定义**。

三、实证医学

举凡《内经》疾病**由腑而脏的传变理论**或《伤寒杂病论》的**六经传变架构**，及其衍生出的系统性疾病治疗策略，均可由血压谐波变异系数系统性的变化加以解释与理解，并且可以**定量**的方式应用于临床诊断与治疗。中医科学化的研究至此阶段已由基础理论架构出完整系统性的临床实践体系。

1. 正确且实时的诊断

除了**定量疾病的严重性**与**预警死亡**之外，中医有关**疾病的定位**与**定性**同样可以透过脉诊仪得到**正确且实时的诊断**。

每一谐波对应五脏六腑十一经脉，分别以振幅大小与相位角对应**气分病**与**血分病，即《难经》的是动病与所生病**，不但可以将病位客观显示出来，更可通过《内经》所谓“**正气夺则虚，邪气盛则实**”与“**同气相求**”，将不**同经脉的气血**、**虚实**与“**风**、**寒**、**暑**、**湿**、**燥**、**火**”六邪具体客观地定性出来。至此，中医有关疾病的脏腑辨证、六经辨证、气血辨证与阴阳表里寒热虚实的八纲辨证，都不再只是抽象的哲学体系，而是具体客观且能验证的**实证医学**，治疗的正确性与疗效也可经由血压谐波变异系数的**收敛**得到支持与确认。

所以，基础生理研究通过临床加以印证，开启了应用脉诊与实现中医科学化的可能。而中医经由耆老代代传承的文化意义与生生不息的岐黄精神，更加弥足珍贵。令身处其中的继承者常怀感恩之心，忘却许多不足为外人道的辛苦。

虽然，历史上总有医家不传之秘的藏私故事，但有更多像我的恩师们那样承前启后的典范，又如恩师江应魁先生经常挂在嘴边的勉励之语：“或许上辈子你是我的老师，这辈子换我来教你，务必好好传下去!”在如沐春风之下，哪还能有不认真的学生?

2. 医易相通

在历代文化传承之中，同样运用**阴阳虚实的逻辑**，正是**中医与易理相通之处**，也是华夏文化的核心。根据脏腑表里经脉的关系，如手太阴肺经与手阳明大肠相表里、足太阳膀胱经与足少阴肾经相表里，十二经脉可以简化成六组相对应的脏腑表里经脉，再结合每一组中的虚实，便可与《易经》中的六爻组成一个卦象相映的脉象。此脉象也代表着中医对疾病的分析与判断。

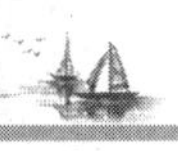

例如，以脉诊谐波分析以下六条经脉组成六爻——

H0：手少阴心经

H1：足厥阴肝经

H2：足少阴肾经

H3：足太阴脾经

H4：手太阴肺经

H5：足阳明胃经

【H5，H4，H3，H2，H1，H0】依其中每一经脉的气分虚实定阴或阳，即可形成一个卦象，而与周易的六十四卦相呼应（+为阳，-为阴）。

若以最常见的外感风寒为例，便可见到【-，+，-，+，+，-】的上坎下巽的井卦。

若是风寒袭肺，便会在第四谐波的血分或变异系数出现信号，而成为变爻【-，≁，-，+，+，-】。

若是风寒入里进厥阴肝经，便会在第一谐波的血分或变异系数出现信号，而成为变爻【-，+，-，+，≁，-】。

因此，**六十四卦就可以演绎成三百八十四变的“病理矩阵”**，甚至如等比级数增加的重卦而成千上万，成为与易理相似并且环环相扣的系统性分类与变化。每一个分类所代表的诊断或脉象，在气或能量的角度，不但有其病位与病性上的意义，也有系统内相互变换的密切关系，同时更标示出治疗的方向与预后，而成为高密度且真实的生物信息系统，这就是**中医全面性疾病分类与诊断的核心秘密，而其背后的道理仍是十二经脉的系统化秘密，也是生命发展、进化、解构与崩溃的实际轨迹，并且落实于脉诊仪的设计与应用之中。**

脉诊仪中的“血压谐波变异系数”与“病理矩阵”，分别对应着死亡与疾病的深度与广度。“血压谐波变异系数”系统化的病理变化，对应着疾病发展的纵向深度与死亡之间的距离；而“病理矩阵”则反映并分类包罗万象疾病的广度与细节。透过频率域的观点分析生、老、病、死，正是中医诊治与养生的终极秘密。

3. 科学化或西医化

如此系统性的**实证诊疗**，不但可以提高诊断的正确性与治疗的有效性，而且有助于医师与医师之间的讨论与交流，对于医师与患者之间的沟通与互信更是莫大的帮助。

最重要的是，可以扭转中医诊断丧失其主体性而被西方医学的病理诊断所取代，以及阴阳、气血、脏腑、经络、辨证沦为不可思议的抽象名词的局面。

唯有将中医深奥难解的病理诊断，凭借深入研究转化成具体客观的科学化指标，方能建构具备**操作型意义的实证医学**，不但有益于中医与周易间关系的理解，而且中西医结合也才能真正得以推动与落实，否则将只有**中医的西医化**。

透过中医基础领域深入的科学化研究，我们才有可能进一步理解中医与西医的交集与相异。虽然面对同样的人体生命与疾病，中医与西医的差异就像是经济学中的整体经济与个体经济，极为不同。

4. 一体两面

如同面对人类的经济活动，整体经济学与个体经济学关心的角度与介入操作的方式迥然不同。

整体经济学关注宏观市场整体系统的供需与运作，并通过**货币政策**调整**利率与汇率**，进而调控市场；而**个体经济学关注市场与企业的运作**，根据营收、毛利率等各种**财务指标**分析来调整企业经营，以利企业在市场中的生存与竞争。

整体经济学与个体经济学关心的角度与研究对象固然不同，并且各擅其长，但却是**互补的一体两面**，缺一不可。

没有成功的企业家会忽略整体经济对企业经营的影响，卓越的央行总裁在决定货币政策时，更需要深入考虑大环境下不同产业经营的影响与平衡，才能保持物价的稳定与国家的竞争力。

类似的一体两面也存在于中医与西医。从十八世纪起，近代西方医学从显微镜下的微细观察建构起来，病理切片下的组织变化是诊断的最高依据。有形物质的分析无所不在，从器官细胞深入到分子层次；从生理生化、病理到药理药化；从检验诊断、临床治疗到预后评估；关心的是微观的器官组织或细胞的存活与运作，治疗的目标则是个别器官或组织功能的恢复，所以专科及次专科的分工日趋复杂。

相较于西方医学，中医则类似于整体经济学，关心的是**宏观角度下“气”的阴阳平衡**，也就是**整体系统的平衡稳定与调控**。

更具体来说，就是举凡能量与营养的分配、代谢与废物的平衡、生理与病理的应变，都**取决于十二经脉在整体系统性的精细调控下，将五脏六腑的功能做到最极致的发挥与管理**。

凭借心跳与谐波分配，达成各种系统与循环系统之间合作协调的精密运作。简言之，就是**由简驭繁，凭借调整十二经脉的虚实，达到致中和的境界**。也就是**收敛系统自然发散的混乱程度，推迟生命系统的局部与整体崩溃所造成的疾病与死亡**。

5. 致中和

西方医学有上万种疾病分类，与众多专科及次专科，并且仍在持续增加中，同时研制各种特效药以减少不良反应，治疗方法可谓日新月异；而中医只有有限且数字化的病理分类，并且推崇一整套古老完备的治疗方法。

所以西方医学的最高境界是多重器官的外科移植与新药开发；而中医里“上医”追寻的境界，则是整体系统阴阳平衡的“**治未病**”，宛如“**无为**”而“**无不为**”。

二者的差异，乍看之下南辕北辙，各擅其长，但却是互补的一体两面，缺一不可。唯有整合二者的异同，才能涵盖医学纵向与横向的不同面貌，并且尽可能减少盲点，将生命观照发挥到极致——如此的愿景，自然也是所有医师与患者共同的心愿与福气。

6. 天有不测风云

再和大家分享一份病历，借此体会笔者撰写博士论文期间，在加护病房直面“死亡”的研究心得。

游老太太是最配合医嘱的病人，每当有什么病痛，她总是仔细告诉我前因后果，自己更是从生活中找出病因，听从我的建议，调整饮食和生活细节，再休息并认真服药，所以每每对症下药即迅速痊愈，令医师非常有成就感，只是年纪大了，年轻时太操劳，月子又没坐好，累积了一些老毛病。

一年多的诊治下来，多数的慢性病都得到不错的改善，我也常在周日休息时，想着明天游老太太回诊时，还能再帮她处理什么宿疾陈疴。

这一天，游老太太告诉我感觉身体好多了，问我：“能不能去日本走一走?”

我很高兴地回答她：“没问题，就让儿子尽尽孝心!”

我心想这位朴实的老太太一辈子辛苦，一定很期待能与家人出国旅行。

照例游老太太该在周一回诊，可是在她旅行归国后的周一当天却未曾见她，心中隐约浮现一丝不祥的感觉。

一个月后，她的儿子带孝来到门诊，告诉我刚办完家母丧事。

“出国当天一大早五点，妈妈就起床梳洗打扮，接着满心欢喜骑着单车到市场采买，不料却在马路上被大卡车撞到”老太太的儿子如是说。

直到今天，每当想起这位游老太太，当时的震撼仍不免在我心中微微振荡，死神用最当头棒喝的方式教育我——**人有旦夕祸福，生死大事，实在并非医师所能置喙**。

疾病由其与死亡的距离决定其严重性，但当组织形态出现异常时，常常已错过了可逆的临界点，进而往系统性崩溃的方向逼近。此趋势透过气或能量的整体角度可以更明显地呈现出来。**无形的能量或熵的变化常早于甚至会主导有形的物质层面，尤其是对多细胞生命体**。

系统的稳定性或混乱程度取决于经络系统是否能整合其他系统来维持全体的共振，也正是中医强调气与经络系统重要性的根本原因，并以此作为讨论与界定疾病与死亡的坐标。

从这样的角度来看抽象的精神医学，更可以突显其独特性与身心二者之间的整体系统性。下一章我们将进入中医的精神医学领域。

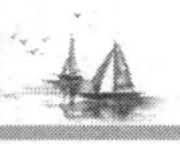

本章重点

1. “死亡”是所有生命必须面临的终点，在医学上更是无法逾越的主要课题，疾病更因其与死亡的距离决定其严重性。

2. 血压谐波变异系数代表血压波之间的不稳定性，数值越高，混乱程度越大。健康受测者的各血压谐波变异系数皆在5%以内。

3. 血压谐波变异系数所代表的病理意义正如同中医的“内风”，可视为缺血指标或循环系统供需失衡的警报。

4. 脉诊仪中的“血压谐波变异系数”与“病理矩阵”分别对应着死亡与疾病的深度与广度。

5. 中医面对疾病的挑战是由简驭繁，凭借调整十二经脉的虚实，达到致中和与治未病的境界。

6. 在历代传承之中，运用阴阳虚实的逻辑正是中医与易理相通之处，也是整个华夏文化的核心。

气

阴阳五行

第五章

“五脏藏七神”的秘密

周期运动

共振

傅立叶分析

谐波

黄帝问于岐伯曰：凡刺之法，先必本于神。血、脉、营、气、精、神，此五脏之所藏也。至其淫泆，离藏则精失、魂魄飞扬、志意恍乱、智虑去身者，何因而然乎？天之罪与？人之过乎？何谓德、气、生、精、神、魂、魄、心、意、志、思、智、虑？请问其故。

岐伯答曰：天之在我者德也，地之在我者气也，德流气薄而生者也。故生之来谓之精，两精相搏谓之神，随神往来者谓之魂，并精而出入者谓之魄，所以任物者谓之心，心有所忆谓之意，意之所存谓之志，因志而存变谓之思，因思而远慕谓之虑，因虑而处物谓之智。

《灵枢·本神第八》

关键词：精神、魂魄、情志、身心疾病、意识、外在记忆、信息场、习性反应

一、身心合一的中医学

中医自《内经》之后的经典，一贯把身体、心理、精神、行为与言语均视为一个整体，虽然许多内容无法以当代西方医学加以解释，但是几千年以来，临床的疗效仍支撑着它发展出独特的**系统观**。而**无形的气与经络理论在中医的精神医学中，同样扮演着重要、系统且主导的角色**。

《难经·第二十二难》中“五脏藏七神”的内容，记载着“脏者，人之神气所舍藏也。故肝藏魂，肺藏魄，心藏神，脾藏意与智，肾藏精与志”，是中医经典中讨论精神医学、情志与七情，最为关键、重要且奇特的章节。

精神、魂魄、意志与情智等心灵活动寄藏于五脏的论点，虽与西方医学中有关心理与精神医学的认识相去甚远，然而**隐藏于其中的内涵，却可能具备着临床精神医学创新突破的重要元素**。

1. 七情混乱

石老太太曾经中风，故而半身不遂，总是由孝顺的儿子推着轮椅来就诊。

看病时，老太太常常不自觉地悲喜不定，时而嚎啕大哭，叫声凄绝，间又傻笑或发怒生气，神情诡异，候诊室周围的病人不由得心生恐惧，异常凝重，甚至忍不住问我：“郭医师，你连中邪也看吗?”“她不是中邪，是**情志不畅**引起的**身心疾病**。”我解释着。

石老太太的脉象清楚地显示心火虚亢、肺气耗散、肝风内动而肾水枯竭。而**七情藏于五脏**，也就是说，**脑部的血液灌流需要循环系统中五脏经脉谐波的稳定平衡**，方能维持人体精神状态的平和。一旦五脏气血虚实夹杂，肺主悲、肾主恐、心主喜、肝主怒，自然七情混乱，甚至超出了系统的极限，脑部缺氧严重则必然导致中风。“重阴者颠，重阳者狂”，表现在临床上自然是四肢九窍不通的“缺氧烦躁，心神不宁，宛若疯癫”，必须凭借经方调整五脏经脉的失衡，加之家人的爱心关怀，方能平复七情混乱与禁锢的心灵。

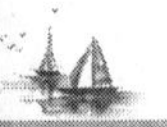

2. 孤立的西方精神医学

中世纪时，欧洲人将精神病人烧死或予以囚禁。而到了十九世纪，德国音乐家舒曼（R. A. Schumann）因为头痛与幻觉寻求治疗，却被施以当时流行的外科手术——脑部清创消毒术；到了二十世纪三十年代至五十年代，用来治疗精神疾病的仍是外科手术——脑叶白质切除术（lobotomy）。在当代人道主义的医学价值观下，这类悲剧在西方医学皆是不能承受的昔日怪诞与不堪回首的错误“成就”，脑叶白质切除术的开创者**莫尼斯**（**A. E. Moniz**）甚至**曾荣获诺贝尔医学奖**。然而其中蕴含的医学逻辑与理论依据却是清晰鲜明的时代产物与科学发展的遗迹，难怪许多人视西方医学史为一部草菅人命的历史。

当代的精神医学与心理学皆建立在西方神经科学的基础之上，包括神经解剖学、神经生理学与神经病理学等生化领域的知识背景，尤其神经药理学的蓬勃发展，更将神经科学、精神医学与心理学带入了分子生物学的领域。

另一方面，神经科学研究者试图透过脑电图、功能性核磁共振（fMRI）、脑磁仪的分析，计算机科学与人工智能等的系统发展，逐渐整合出一条崭新的整体观理论，无论在认知、记忆与意识领域皆异于古典神经科学的范畴。当代的精神医学与心理学如能发展出一套有效整合分子生物学到整体系统观的应用科学，以弥补精神医学与神经科学或心理学之间的断层，将是当代精神疾病泛滥的伟大福音。

毕竟，现代精神医学自弗洛伊德的心理分析启蒙以来，一直到当代建立在**症状分类体系**基础上的**精神医学临床准则——精神疾病诊断与统计手册**（Diagnostic Statistical Manual of Mental Disorder，简称 DSM），与西方医学其他学科的**结构体系**有着明显的差异与系统区隔。

3. 心灵次系统

相较于西方医学，中医从《内经》以来一直以**整体系统观**的方式建构其主要内容，并以此方式不断完善与发展。不但把人体视为一个系统化的整体，系统内的各部分各有所司，而且彼此间有密切的联系与相关性。

对中医来说，人的**心灵活动**亦包含于此系统化的整体之内，所以有“五脏藏七神”的说法，将心灵或精神视为相同架构下的次系统，人体则视为大自然的次系统，并据此讨论大自然环境对整体身心活动的系统化影响，因此强调“**天人合一**”“**身心合一**”，进而构成另一组“**天**、**地**、**人**”的关系。

没有健康的身体便无法支持活灵活现的精神状态，所以望而知之谓之神，凭借望诊**分辨整体神色的精神表现**，是**诊断最高的境界**，具有画龙点睛与出神入化的高度审辨作用。临床上病危的患者、重症急症的患者、发高烧的小孩，甚至脉象和缓却脉平而死的老人，都需要将精神状态的灵活或呆滞作为鉴别诊断的重要依据。

4. “自我认知”的意识灵魂

生命系统与非生物最大的差异，即是**非生物趋向最大程度的混乱**，而**生命系统是秩序的、规律的**。正如香农的信息论所提及“**信息是负熵**”。生物信息即是生命系统最重要的特性，生物信息若逐渐失去秩序，则代表生命系统生病了；生物信息若趋于混乱，则代表生命系统趋向崩溃。

生物信息最极致的表现莫过于人类脑部记忆、思考、计算、分辨、理解、逻辑、仿真、意识等高度智能的运作，并且形塑出每个人独特的人格与精神性。透过计算机科学与人工智能的研究，科学家们深深佩服人类作为万物之灵是如此不可思议。

举例来说，人类的辨识能力经过两三年的学习，稚龄的幼童便能清楚分辨出如椅子或其他生活周遭的同类物体，然而这个看似简单的课题却在人工智能的开发史上成为重要的研究里程碑。

原本被视为轻而易举的课题，研究者认为只须几十行的计算机程序代码即可完成基本辨识，然而随着计算机程序的不断大幅增加，依旧未能得以解决，才终于发现其后真正的瓶颈是“**自我**”的认识，也就是意识。

而让计算机“认知自己”并逐渐开展“辨识外物”的意识学习之旅，直到现在仍是众多国家科研机构的挑战目标。回想2005年日本爱知县万国博览会上机器人“爱子”一副蠢蠢可爱的“无意识”与“无神”模样，即可明白过去二十多年来日本倾全国之力面对的是何等难题！

机器人与人工智能是日本新一代产业的核心关键，这个瓶颈却始终无法突破，甚至被归咎为日本经济过去“失落十年”的主要原因之一，政府投入不计其数的资源与人力几乎石沉大海。而“爱子”作为万国博览会“无神”的主角不但令人费解，机器人的前景也令人担忧，其背后的原因正是“意识”研究尚未实现突破。更不用提同样在此二十多年内，前仆后继在纳斯达克（Nasdaq）股市中破产的人工智能开发公司，以及世界级大型计算机公司投入研究的重大损失。

5. 外在记忆

除了“认知”，“**记忆**”也令计算机科学家们百思不得其解。人类自从有“意识”开始，生命中所有发生的人、事、物均事无巨细地记忆着，但到底记录在哪里？如何记录？何处可以记录这么多的记忆？看起来似乎可以无限扩充的容量，却又常常面临若隐若现模糊的记忆、容易触景生情的回忆，这些到底是如何运作的？

人工智能与计算机科学家们甚至提出了**外在记忆（outside memory）**的概念来解释人类记忆运作的模式。乍听之下令人不解。人类怎么可能将记忆储藏在身体之外？那要怎么读取记忆？又如何与他人共享储藏起来的记忆？

但这正是科学家们想出来可以诠释人类记忆的最合乎实际运作的模式，不要因感到不可思议而拒绝相信。借助云端科技与无线上网，计算机科学正默默仿真着**外在记忆**的不可能任务，让我们拭目以待，再来论断生命世界是否存在一个或多个共同的**信息场**来构成与个体魂魄的信息储藏与交流？进而深入地收敛生命意识世界的信息混乱程度，更接近海德格尔所谓的万有存在。

6. 无形的精神

上述这些当代精神科学与计算机科学里深奥又有趣的心灵题目，早在两千年前的《内经》中就有着细腻的描写。

岐伯曰“天之在我者德也，地之在我者气也，德流气薄而生者也。故生之来谓之精，两精相搏谓之神，随神往来者谓之魂，并精而出入者谓之魄，所以任物者谓之心，心有所忆谓之意，意之所存谓之志，因志而存变谓之思，因思而远慕谓之虑，因虑而处物谓之智。”

凭借父母先天遗传的基因与后天所处环境中各种波动流行的物质、能量、信息的汇集，生命如幼苗一般逐渐成长茁壮，从有形的身体发展出无形的精神，并且随着精神的运行与外在世界的交流，互相影响形成意识，再将抽象的生存反应与进化天择，形塑成有形的基因表现与遗传记录，**更以此作为信息基础，交由心来执行精神与身体的总体表现**，进而有记忆的意与志，有思考、计算、分辨、模拟的思与虑，有理解、逻辑等高度智能的累积与传承。

这便是中医独特的“**身心合一**”**心理学与精神医学**，并将其系统的理论实际应用于临床，解决情志与身心问题，还将“**内伤七情**”与“**外感六邪**”并列为内科、妇科、儿科疾病的致病主因。

经络系统整合“内伤七情”与“外感六邪”二者，成为一体两面的完整疾病体系，让此体系更加具体化与系统化。而能将“外感”与“内伤”的诊断与治疗熔为一炉，其中关键的理论便是《难经》“**五脏藏七神**”的内容——“脏者，人之神气所舍藏也。故肝藏魂，肺藏魄，心藏神，脾藏意与智，肾藏精与志”。

二、“五脏藏七神”的科学解读

过去二十年来，王唯工教授透过“径向共振方程式”与“径向共振理论”等科学研究，提出经脉即同一共振频率也就是同一谐波的器官或组织构成的集合。穴位即弱共振腔，而五脏六腑即强共振腔。并且利用能量守恒定律与第二谐波生成定理来解释五行相生相克的原理。

将五脏六腑十一经脉分别对应到以下各谐波——

直流：手少阴心经

第一谐波：足厥阴肝经

第二谐波：足少阴肾经

第三谐波：足太阴脾经

第四谐波：手太阴肺经

第五谐波：足阳明胃经

第六谐波：足少阳胆经

第七谐波：足太阳膀胱经

第八谐波：手阳明大肠经

第九谐波：手少阳三焦经

第十谐波：手太阳小肠经

在这样的物理与生理对应的基础架构下，《难经》中有关情志的论述与中医心理学的范畴，自然可以由“**五脏藏七神**”推演出完整而清晰且迥异于西方心理学的面貌。事实上，**西方医学重视的是物质的角度**，而**中医则提供了另一个从能量与信息角度了解的观点**。

中医与西医都必须回答多细胞生命体在**信息、能量与物质三个层次整合**的大前提，而将身体、心理、精神、意识甚至灵魂，整体而系统地对待，如此方能解释万物之灵的存在。

1. 信息、能量与物质三个层次

胚胎发育到第三周①，血管与心脏即已形成，第三周后期，心脏开始跳动，血液循环启动运作，心脏血管系统成为第一个具有真正功能的器官系统，之后，其他器官系统才逐渐增生分化出现。换言之，循环系统形成之后，其他的组织系统才具备了基础条件，一一分化形成。随着胚胎的发育成长，循环系统不断增加其供给分配的范围，因而，**循环系统的建构是孕育其他器官系统发育的基础**，也是**中医经络系统的主体**。

从传统的生理学观点而言，循环系统凭借血液供应营养和氧气、运送代谢废物，以提供各细胞组织的发育成长，因此从**物质供应**的角度而言无比重要。但从**医学工程信息**的角度而言，除了遗传疾病或基因突变之外，位于每一个细胞内的生物信息都将完整正确地转录到细胞核中的基因组里。但要分化形成不同的组织系统，必须凭借循环系统架构绵密的血管床，以建构整体**物质与能量**的输送与分配系统。更重要的是，这些血管床构成组织器官分化

---

① Moore K. L. The Developing Human, 4th edition, W. B. Saunders Company, 1988.

增生的环境条件，让不同的组织系统得以在特定的位置与时间分化形成。也类似王唯工教授在《水的漫舞》中强调的“经络系统（或循环系统谐波特性）与 DNA 分别为生物信息表现的经与纬”。

各组织器官的血管床决定其内部的网络系统、结构的物理特性（如共振频率）与功能的执行方式，如肾小球（入球小动脉、出球小动脉与直管动脉）与肝小叶（门静脉系统与中央静脉）的特殊设计即是典型的例子。

各组织器官发育成长时，复杂的血管床建构与血液的分配，是系统分化的重大基础课题，也是进化中高低等动物差异之处。此时也是胎儿最易流产的阶段，因为多细胞生物最重要的演化难题即是解决物质与能量的输送与分配，并凭借物质与能量的输送、分配，**建构系统化的生物信息应变模式，处理内外在环境变化衍生的复杂生存课题**，这正是第二章**“经络与针灸的秘密”中**详述的**系统化**所扮演的关键角色。

另一方面，近代的**信息传递理论**相当重视**能量形式的生物信息**，其中发挥重要生理作用的酵素或激素系统都与 ATP 与 ADP 有关，而 **ATP/ADP 的浓度比例**亦决定了这些重要生理作用的生化反应方向。

但细胞内 **ATP/ADP 的浓度比例**是由氧气与葡萄糖浓度（或脂肪酸）所决定，因此循环系统中的**血氧**与**血糖浓度宏观地**影响着各局部组织器官的生化反应及信息传递方向。

然而现代人类总是饱受缺氧之苦，吸进的氧气不足以供应身体所需，一旦细胞组织缺氧、缺血，则完成重要生理作用的生化反应必定受到阻断甚至产生自由基等病理性代谢物质，而**能量与资源的优先分配次序**更是应对环境变化最重要的**系统性生物信息**。

因此，**循环系统不仅具有物质与能量输送的功能，其本身的运行状态亦具有系统性能量形式的生物信息**。此能量形式的生物信息在生理层次与病理层次均具备完整的转化机制，其影响也较基因形式的生物信息对系统性疾病更加实时、迅速。

若进一步考虑内分泌系统与免疫系统的作用皆通过循环系统加以输送，则循环系统的运作正常与否必然显著地影响激素系统的生物信息传递与免疫系统的病理动员及防御。

2. 完美范本

由此可知，**循环系统本身的运作具备物质、能量、生物信息三大系统性元素，是形成其他生理功能系统的重要基础**，也是**经络系统构成的主体**。循环系统一旦出现运行障碍，自然影响其他器官系统，进而造成整体系统性的解构与崩溃。

比如，当身体由休息状态开始运动[①]，身体各器官组织的血液分配即发生系统性的调整，除脑部血流保持不变外，心脏本身冠状动脉血流增加三倍，总心输出量增加三倍，骨骼肌肉系统血流增加十倍，皮肤组织系统血流增加近四倍，而消化系统血流减为42%，泌尿系统血流则减为54%，如此系统化的调整，须动员与整合全身各个不同的组织器官，从系统工程的设计角度来看，其整体性与效率更是令人惊叹。

一方面，心脏冠状动脉血流增加三倍，即可增加三倍心输出量，而且运作循环系统只需1.7W[②]，以医学工程的角度而言，简直就是一组梦寐以求的**完美引擎**；另一方面，可增加十倍骨骼肌肉系统血流，而消化系统血流则减为42%，如此**弹性的系统性调整分配**亦是多功能系统设计的完美范本。

这样的系统性调整，时时刻刻地发生在我们的日常生活中，更不用提**病理性的系统性调整**，其整体系统性的动员与分配更甚于生理性的系统调整。如所有疾病共有的病理机转——**炎性反应**[③]，其起始动作即是由血管作用发动，接下来才有细胞与组织的作用。因此，循环系统的运作能及时应对外在条件信息流的更动，保障内在系统中物质流与能量流的平衡。

3. 演化大突破

最为特别的是，要无时无刻保持脑部供血的恒定，此为循环系统的首要任务。在中医经络系统的观点下，帮助循环系统维持脑部供血的任务为到达头部的六条经络，分别是——

---

① Milnor W. R. Hemodynamics 2nd edition, Baltimore: Williams &Wlikins Co. 1989.

② Milnor W. R. and Bergel D. H. Hydraulic Power associated with Pulmonary Blood Flow and Its Relation to Heart Rate. Circ. Res. 1991; 19: 467 - 480.

③ Robbins S. L, Cotran R. S. , Kumar V. Robbins Pathologic Basis of Disease. W. B. Saunders; 1991.

第五谐波：足阳明胃经

第六谐波：足少阳胆经

第七谐波：足太阳膀胱经

第八谐波：手阳明大肠经

第九谐波：手少阳三焦经

第十谐波：手太阳小肠经

此六条经络都属六腑“阳经”，是高频的谐波，而在径向共振理论的推导下，它们都是由低频五脏“阴经”的谐波耦合而来，因此“**五脏藏七神**”的生理意义使人更容易理解。

即五脏提供了六腑共振所需的物理基础，而六腑“阳经”的六条经络，不仅供应消化系统与泌尿系统的循环所需，还提供头部与脑部的循环所需，这在**进化上是一大突破**。

这样的设计得以发生，有赖于人类的直立行走，以及进食**熟食**（促使肠胃的迅速排空）等生活方式的改变，让这六条“阳经”可以实现**分时管理**，进而促成六条“阳经”效率的提升。这也解释了人类与黑猩猩基因虽只有些许不同，却在脑容量上有极大的差异。这样的现象有如当代计算机的设计，为了实现更高效的进步，必须同时解决中央处理器（CPU）的能量供应与散热。

因此，“**五脏藏七神**”的秘密，即循环系统在将多细胞生命体信息、能量与物质三个层次整合的大前提下，由发展自五脏经络的**低频谐波**提供属于六腑经络的高频谐波共振所需的能量基础。并以循环系统的共振为核心，整体而系统地维持大脑的生理**恒定与功能**，方能在外界条件的变动下，正常地表现出各类**情志现象**。

这样的基础**奠定了心灵运作的底层结构，进而造就出上层抽象而多彩多姿的千变万化**，如同计算机的设计——中央处理器、内存、屏幕、电源、主板等构成硬件，再搭配以特定功能的软件程序，方能处理复杂的信息并呈现运算、记录、分析、统计、绘图、语音分析等类似人工智能的功能。

三、生命乐曲的表现

几千年来，中医一直将循环系统当成核心来建构其整体的系统观，《素问·灵兰秘典论》言“心者，君主之官也，神明出焉。……胆者，中正之官也，决断出焉。……凡此十二官者，不得相失也。……主不明十二官危矣，使道塞闭而不通，形乃大伤”，清楚地揭示了心脏血管系统在整体生命系统中的核心地位，并表现出**神而明之的精神性**。

1. 精神性

若把人体系统比喻成交响乐团，则足厥阴肝经、足太阴脾经、手太阴肺经、足少阴肾经等相关特定系统的十二官，如同不同的乐器声部，包括弦乐部的大、中、小提琴，管乐部的法国号、黑管，以及打击乐部的定音鼓等共同构成完整的乐音系统，彼此之间必须协调配合，才能奏出和谐的乐曲。

心脏血管系统则如同指挥的角色，决定着整体系统的节奏，并协调分配系统中任何一个声部应有的占比与强度。同样的曲目、同样的乐团在不同的指挥诠释之下，会呈现不同的特色或**精髓**，进而深深打动听众的心扉，引起无限的共鸣与回响。

所以在心理与行为上，中医也将经络系统当成核心来建构整体的系统观，因而有《难经》“**五脏藏七神**”的内容。必须先理解“经脉即同一共振频率，也就是同一谐波的器官或组织构成的集合”，才能理解“脏者，人之神气所舍藏也。故肝藏魂，肺藏魄，心藏神，脾藏意与智，肾藏精与志”。也就是七情的表现同样整合于经络系统的共振机制与设计之中，从而能产生和谐的生命乐章。

《灵枢》将人的精神状态细致地分为不同的层次“两精相搏谓之神，随神往来者谓之魂，并精而出入者谓之魄，所以任物者谓之心，心有所忆谓之意，意之所存谓之志，因志而存变谓之思，因思而远慕谓之虑，因虑而处物谓之智”。这些内在心理或精神的运作与经络系统中五脏六腑的和谐密切相关。“肝主怒、心主喜、肺主悲、肾主恐、脾主思”，更将五脏六腑十二经脉与情绪和精神的运作连接在一起，若不能以共振的观念来思考，不但大异其趣，甚至会认为荒诞不羁而忽略其“天人合一”的重要性。

2. 分频管理

其实，这正是身体透过经络系统的**分频管理**，将外在的变化（信息流）整合为内在组织的平衡所作的进化设计。如此不单内外相应，更是将身体、心理、精神与言语行为视为一个整体的系统。

不同的次系统负责不同感官的任务，强调的是感知的接受器与知觉中枢有分频的共振特性，故有“肝主目司视、肾主耳司听、脾主口司味、肺主鼻司嗅”。某个次系统若承受太大的共振，则如同乐器般需将**过多的能量散播出去**，形成**外显的情绪**、语音或行为而得以平衡，因此才有“肝主怒、心主喜、肺主悲、肾主恐、脾主思”。这些精神情绪或心理上的变化，可由脉诊仪在相应的脏腑经络上客观测量得出。

在这种科学具体的客观测量下，内在心理与精神情绪的变化就容易模拟为交响乐团的演奏，**外在的人、事、物、环境就有如弹拨的动力**。

若有规律的外在条件，如**四时有常**、**起居有序**、**饮食有节**，内在的心理与精神情绪就容易保持和谐；而当外在条件混乱不已，内在的心理与精神情绪就容易纷乱暴躁。所谓“重阳者狂、重阴者癫”。

内在生理状态也会影响心理与精神情绪的稳定反应，尤其是相对应经络系统的虚实，也就是身体五脏六腑十二经脉的偏盛与否，形塑了一个人是否具有性急善怒（肝盛）、积极好斗（心盛）、悲观爱哭（肺虚）、恐惧善惊（肾虚）、忧思多虑（脾虚）等特质，也发展出中医独特的**金**、**木**、**水**、**火**、**土五行人**的行为分类理论。

于是从感觉到情绪，从认知到行为特质，由局部感官到整体经络系统，由经络到五脏六腑，由环境信息流到身体分频系统，由内在到外在的统一性就建立了。

在这样的系统性下，不同的生理或心理机制都可以透过十二经脉的盛衰加以分类或解构，如渴望或退缩、亢奋或颓废、狂躁或抑郁；病理或药理的

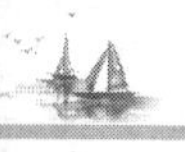

作用也同样可以依此类推，从迷幻毒品到抗忧郁药或镇定剂，十一经脉的共振频谱依然能够清楚解释物质如何对循环系统产生作用，进而影响到神经系统或心智。在正常范围之内，这些变化不过是身心对外在环境的调适与反应，**超过身心可以调适的共振范围，即形成了病态，其可恢复与否又依共振条件恢复的程度而定**。

3. 习性

因此，**疾病是内外问题的共同显示，表现在身心两方面，病根则在习性**。

习性是价值、观念、习惯的总合，是表现在日常生活中的行为，或者是起居、作息、饮食与情绪，甚至是与周围有情无情众生的互动。

透过十二经脉盛衰的分析，可以清楚地观察到近期或常年“**习性**”**的痕迹**，这也许就是所谓的“**业**”**习**。中医从两千年前《内经》以降，将身体、心理、精神与言语行为视为一个整体，至此可以看到一些客观的脉络。

所以《难经》中有“五脏藏七神”论情志与七情的核心概念，即五脏提供了六腑共振所需的能量基础，并以循环系统为核心，整体而系统地维持大脑的生理恒定与功能，表现出七神或七情等各类情志现象。

以循环系统为核心的经络运作，具备物质、能量、生物信息三大系统性元素，是形成其他生理功能系统的基本条件，亦为“情志”表现的重要基础。而各种生理或心理机制都可以透过经脉的共振频谱加以分类或解构，也可以透过十二经脉的盛衰分析，观察出“习性”的痕迹，从而客观检验病理或药理对心理的作用。这也正是寿小云教授神乎其技的心理脉学能够鉴往知来背后的理论基础。

如此完整的系统观透过对应的治疗系统构成了另一个更大的对偶系统——《伤寒杂病论》的经方体系，其治疗方法之严谨与完善，不但精确化了系统观，也让中医保留的东方智慧历久弥新。

4. 身心灵一体

中医诊断的最高境界“望诊”，最重要的是观“**神气**”，并由“神气”得知五脏六腑十二经脉的盛衰，此为其他诊断所难望其项背，因而有“望而知之谓之神、闻而知之谓之圣、问而知之谓之工、切而知之谓之巧”的区别。主要就是由于属**六腑的高频谐波不易由血压波切脉、音波闻声或问诊来分别**，而“神气”的精神表现常常又是病情轻重与死生存亡的重要准绳。这也是传统中医对身心灵三个层次健康的重视并视其为环环相扣的关键，在临床上更是如此。

当病人出现**肝盛**的脉象，常见其性急善怒、神情烦躁，此时若以舒肝理气的方法，无论是针刺或中医方剂，多能立即得到改善。但若病人长期身处压力紧张的环境而不能缓解，甚至好怒成习惯，则病情时缓时重。进而累积成肝火伤阴的病机，就容易影响到睡眠。病人接着就会抱怨自己常常在深夜一点到三点惊醒，此段时间正是足厥阴肝经循行的时辰，原本身体在这段时间要凭借“**夜卧血气归肝**”来养肝阴，结果病人的**肝火伤阴**，反使身热难眠于此时烦闷醒来。

眼睛一睁开，肝气又开始外放，不但养不到肝阴，反而精神又来了，甚至于只好凭借读小说或看电视来消磨光阴，直到精疲力竭方能入睡，这正是虚耗气血反而加重恶性循环的习性。

接着**反侮伤到手太阴肺经**，失眠的时间更长了，延长到肺经循行的时辰三点到五点，只得天亮方能入睡；伤到肺气，进而影响气体交换的效率，就整天缺氧没有精神，伤到肺阴则变得容易悲伤、触景生情。

同样的阴阳五行病机演变也发生于心盛、肾虚、脾虚等五脏六腑十二经脉的虚实上，甚至由一条经脉传变到下一条经脉。**一系列的病变贯穿着天时、生理与心理，也反映着身心灵三个层次不可分割的密切关系**。

因此，《内经》以降，都将身体、心理、精神与言语行为视为一个整体；《难经》“**五脏藏七神**”蕴含的不只是由生理而心理、由身体而精神、由物质而灵魂，更重要的是体现“太极生两仪，两仪生四象，四象生八卦，八卦定吉凶，吉凶生大业”的中国古老哲学。《内经》提到“知其要者，一言而终；不知其要，流散无穷”，强调的正是一以贯之的系统观，因此才有“精神内守，病安从来”这样的观念统摄于养生与治病二者之间。

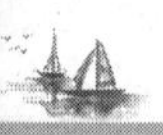

接下来我们就来思考最复杂的中医药物与方剂的秘密，看同样的系统观智慧，如何贯穿于内在的身心领域与外在的物质世界。

本章重点

1. 无形的气与经络理论在中医的精神医学中同样扮演着重要、系统化且主导性的角色。

2. 中医独特的“身心合一”的心理学与精神医学，将“内伤七情”与“外感六邪”并列为内科、妇科、儿科的两大致病主因。

3. 经络系统与DNA分别为生物信息表现的经与纬。

4. 疾病是内外问题的共同显示，表现在身心两方面，病根则在习性。

5. 习性是价值、观念、习惯的总合，表现为日常生活的行为或者是起居、作息、饮食与情绪，甚至是与周围有情无情众生的互动。

6. 《难经》“五脏藏七神”蕴含的不只是由生理而心理、由身体而精神、由物质而灵魂，更重要的是体现“太极生两仪，两仪生四象，四象生八卦，八卦定吉凶，吉凶生大业”的中国古老哲学。

第六章

中药与方剂的秘密

帝曰：善。治之奈何？岐伯曰：司天之气，风淫所胜，平以辛凉，佐以苦甘，以甘缓之，以酸写之。热淫所胜，平以咸寒，佐以苦甘，以酸收之。湿淫所胜，平以苦热，佐以酸辛，以苦燥之，以淡泄之。湿上甚而热，治以苦温，佐以甘辛，以汗为故而止。火淫所胜，平以酸冷，佐以苦甘，以酸收之，以苦发之，以酸复之，热淫同。燥淫所胜，平以苦湿，佐以酸辛，以苦下之。寒淫所胜，平以辛热，佐以甘苦，以咸写之。

《素问·至真要大论》

关键词：方剂 、归经理论、四气五味、生物分析法、药理矩阵、谐波迭加

一、中药科学化的课题

全球主要的中医研究机构大多以西方药理学的研究模型来探讨中药的作用与成分，主要的原因便是药理研究模型是最接近中医临床的基础医学桥梁。经过各方大海淘金般的努力，几十年来亦解答了许多有关中医药疗效的奥妙，如对麻黄素、青蒿素、银杏叶等的研究，也促成了这些本草中的成分与衍生物成为现代西方医学临床应用的药物。

另外，长期以来，中国与日本的许多学者以中药或方剂中的主要成分为对象，研究其药理作用，并以此结果为导向，作为临床治疗处方应用的依据。

但是这两个方向的努力，似乎都未能解答中药与方剂背后真正神奇疗效的秘密。特别是中药与方剂临床应用的理论抽象难懂；组方中的有效成分可能成百上千；萃取分离后常失去其有效活性；实验室药理研究所得有效成分的计量与剂型与临床常有明显差异；方剂的组成与搭配产生的功效又难以用传统药理模型加以解释；临床实验与老中医的疗效也有很大的距离；而最最重要的是**中医使用少数药物组成的经典汉方，竟可应用于治疗大量不同类型的疾病**，更是另人匪夷所思。

1. 新药灾难年

西方医学体系下的新药开发，也面临着前所未有的挑战。在2007年的世界传统医学大会上，印度的拉维卡（G. S. Lavekar）曾提到**2006年为新药灾难年**①，许多新药在临床实验中失败，或是上市之后于监测期发生不可预期的不良反应而下架。

同样在2007年的世界中西医结合大会上，主讲人天葆博士（Dr. Tample）——FDA新药开发审核主席，也提到西方医学在止痛药COX-1与COX-

① 6th International Traditional / Complementary Medicine Conference，17－20 July 2007，Putra World Trade Center，Kuala Lumpur，Malaysia.

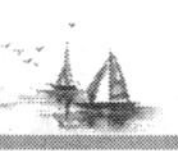

2、降血脂药物、降血压药物、糖尿病药物研究方面遇到重大的瓶颈①。

另一位德国主讲人杜巴斯博士（Dr. Dobus）在大会上引述医学期刊 *JAMA*② 的资料，提到位居全美**第四大死亡原因的正是药物使用不当**。美国每年因药物致死的人数甚至超过其在第二次世界大战中死亡的人数，而**非成瘾性止痛药**正是其中最重要的成分。

这其中最著名的例子，就是美国默克药厂（Merck&Co，lnc.）同意以48.5亿美元作为庭外和解费用来结束数以万计针对**止痛药 Vioxx** 的民事诉讼③。据《明报》报导，Vioxx 曾是极受欢迎的止痛药，后来却显示其可致服用者罹患心脏病和中风的机会大增。致使美国默克药厂须面对多达 27000 宗有关 Vioxx 的索偿诉讼，原诉人均投诉该药物造成服用者健康受损甚至丧命，案件亦成为美国历史上最大宗的民事诉讼。

2. 药理模型瓶颈

1999 年，COX-2 抑制剂通过美国食品药品监督管理局（FDA，U. S. Food and Drug Administration）的审查上市，商品名为 Vioxx，随后在全世界八十多个国家销售，主要用来治疗骨性关节炎（Osteoarthritis）、痛经和急性疼痛，后来也用于治疗类风湿关节炎（Rheumatoid Arthritis）。与传统非甾体抗炎药（NSAID）最大的不同在于，Vioxx 对 COX-1 无抑制作用，较少发生消化性溃疡、胃出血及肾功能异常的不良反应。

然而，在 2000 年展开的一项有关预防大肠息肉复发癌变的临床试验（APPROVE）中，却意外发现 Vioxx 破坏了血小板聚集的平衡状态，导致心肌梗死、心绞痛、缺血性中风等心血管方面不良反应的增加④。由于此试验的发现，美国默克药厂（Merck&Co，lnc.）随即于 2004 年 9 月 30 日公告此研究结果，并立即宣布停产 Vioxx，且回收市面上所有的 Vioxx。历经数月的调查及讨论，FDA 于 2005 年 2 月 18 日做出决议：仍准 Vioxx 上市，但须标注黑色

---

① 3th World Integrative Medicine Congress，22－24 Sep 2007，Guangzhou，China.

② Lazarou J et al 1998；JAMA 279：1205－1220.

③ www. gcpnews. com，am7：46，10 Nov 2007.

④ Meredith Wadman. NATURE Vol. 441，18，May 2006；药理简讯，第十九卷，第二期，June 2006。

警告标示，医师须与患者充分沟通后方能开立处方。2007 年，美国默克药厂同意出资 **48.5 亿美元**达成庭外和解，以赔付至目前共 27000 宗 Vioxx 诉讼案件。大量的临床数据显示，Vioxx 会显著增加患者的心血管病症发生率，这其中也包括美国默克药厂自发进行的临床试验[①]。

过去医学界以**药理模型大量筛选化合物**，再应用于新药开发与临床治疗，如今正面临瓶颈。这其中药物的不良反应、系统性影响与交互作用，正是现代医疗面临的最大风险，也是各地传统医学日渐受到重视的主要原因之一。

3. 个人特异性

Vioxx 事件给世人带来的震撼也正在于此，在当代药理学研究盛行的**受体模型理论**下，特定（specific）抑制 COX-2 而对 COX-1 无抑制作用，原本就是西方医学药物开发长久以来的理想典范，然而 Vioxx 事件却颠覆了许多人的信仰。

特定的受体抑制剂原本被预期应产生最佳的临床药理作用与最小的不良反应，却发生了不可预期的系统性风险，而这些出现在临床上的严重心血管病症，竟然无法事先以药理模型加以预测与排除，或在前期药理与临床试验中事先发现，不仅造成美国默克药厂的重大损失，也重创了原本盛行的受体模型理论。难怪美国默克药厂仍然不愿意承认 Vioxx 与严重心血管病症存在因果关系，并试图以**基因的特异性**来解释。

旧金山加州大学（UCSF）医疗中心坎恩医师（John P. Kane）的研究成果指出：至少半数导致心脏病发的基因变异，与高胆固醇、高血压或任何其他传统认定的心脏病诱因没有显著的关系。这些变异强烈显示，它们与炎性反应或免疫系统失调造成的炎症等机制有关。这项发现意味着，就像乳腺癌与肺癌有各种形式一样，心脏病或许也有多种形式[②]。

尽管科学家认为 Vioxx 对大多数患者还是很安全的，但是，对于少数人而言，这种药能大幅增加罹患血栓的风险。不过一直没有确切测试数据显示，哪些人可以安全使用这种药，哪些人则不能。这也突显出一个问题，许多年

---

① R. Bresalier et al. N. Engl. J. Med. 352, 1092 - 1102; 2005.

② Bloomberg Businessweek Magazine: Drugs get Smart, By AmyT on September 14, 2005; 今周刊: 454 期。

来，制药业者研制的一直就是**面向大众市场，对千百万人一体适用的药物**。以目前而言，绝大多数处方药只对**不足半数的服用人有效，而其不良反应则可能比疾病本身还要严重**①。

礼来公司（Eli Lilly and Company）前执行官西尼·陶瑞尔（Sidney Taurel）承认："从满足顾客需求的策略角度而言，现有的畅销药模式并不管用。"**针对特定基因类型量身打造药品的作法，将为制药业带来剧变**。这些因人而异、**同病异治**的观念恰好与中医的治疗原则相吻合。

4. 新方向的转变

这一新方向的转变也暗示着，中药的作用机制可能存在于当今西方医学未知的领域或者新的领域，而不是传统的药理作用机制，特别是作用于细胞核心的**基因**，扮演着整体系统性调控功能的主导角色。

在这样的转变趋势下，耶鲁大学（Yale University）**的郑永齐院士**以细胞内**基因组的反应**来探讨中医传统方剂加减组合的作用，并将其应用于癌症的临床治疗。

郑院士发表的有关由四味中药——黄芩、白芍、大枣与炙甘草所组成的经典方剂"黄芩汤"治疗大肠癌的研究显示，无论单一中药或传统方剂，都会**作用到细胞内的基因组并产生复杂的反应**，进而形成抗癌的效用。以此配方完成的药理试验已在美国食品药品监督管理局申请注册，并进入临床试验阶段。单一中药或传统方剂标准化与商品化的阶段已俨然具备。

在此风潮下，郑永齐院士号召发起成立了**中药全球化联盟**（Consortium for Globalization of Chinese Medicine），联合全球各卓越的研究团队，包括剑桥大学（Cambidge University）、耶鲁大学、北京大学、香港大学、台湾大学等上百所学术研究机构与制药企业，一起为中医药的科学发展寻找新方向。并于每年八月召开年会，就各国及地区的法规、中医教育、药理活性与作用机制、中医药资源、质量管控、临床指标等各议题分别讨论。

我曾与郑院士在台北与广州两度讨论有关黄芩汤的临床应用与治疗准则。当我提及《伤寒杂病论》中黄芩汤的**标准适应症与禁忌症**，并强调临床使用

---

① Bloomberg Businessweek Magazine：Drugs get Smart，By AmyT on September 14，2005.

常在**两三天内见效后就须调整处方**。郑院士惊讶地告诉我，临床试验与细胞内基因组的反应也呈现如此的现象，并对适应症与禁忌症感到好奇。其实，我依据的只是千年前经典中的知识，并印证以临床上脉象与证候的变化，未曾料到竟与郑院士最新的基因组研究有着异曲同工的结论。这其中最重要的药理依据，正是可以与临床脉象变化相对应、扮演着中医系统性指导原则的**归经理论**。

二、归经理论

如同**经络理论**之于诊断与临床，**归经理论**对于中药与方剂的实际应用也具有决定性的核心地位。并且，**归经理论可视为经络理论对外在物质领域反应的延伸**。就好比在西方医学许多重要的领域，药理学是生理学的延伸，如自主神经系统的 αβ 受体理论或心肌细胞动作电位模型。透过药理学的研究，将对生理系统有更深入的认识与了解。同样的，对归经理论的深入分析，也将对中医的经络理论有更整体全面的认知。

1. 药理分类

归经理论将数以千计的本草、矿物、食物等，依据其进入人体后，不同经络的反应来进行药理分类。若是作用在**某经络的气分或血分**，称之为“**入某经**”。作用在经络的反应，**气分上的增强称之为“补气”，气分上的减弱称之为“泻实（火）”；血分上的增强称之为“补血”或“滋阴”，血分上的减弱称之为“去瘀**（滞）”。同一药物可能同时作用于不同的经络，根据这些经络上的生物反应所形成的特殊印记，每一种药物被带上不同归经的**系统化标记**。

其实这种生物反应所形成的特殊标记，用来作为生理或药理反应的评估标准，不管是在过去还是现在，仍然应用在药理学的许多领域，因而有了专门的术语——**生物测定（bioassay）**。例如有关神经性蛇毒的作用评估或神经内分泌物质在肠道的反应分析。只不过以经络理论这一单独指标，作为所有

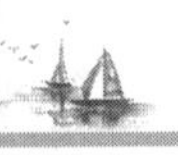

药物的分类标准，如此系统性的庞大工程在西方医学并不多见，唯有自主神经系统 αβ 受体的复杂分类与衍生物稍可比拟。

2. 生物系统学

这种近似**生物系统学**知识的理论，起源于三千年之前的远古时代。相传神农氏尝百草，为部族寻觅可食用的草药，常常一日间数次中毒，神农氏以累积的知识为自己解毒，但最后仍不幸死于雷公藤之毒性。

这一近似于神话传说的故事中，描写着神农氏将这些植物或动物的药理作用，**由感官的味觉、嗅觉、触觉的四气五味分类，提升到系统化理性的归经理论**。这种以人体进行**生物测定**的努力，确实普遍存在于许多原始部落与族群，但发展成为完整而详细的系统化药理性归经理论则绝无仅有，只形成于中医的历史文化之中。

归经理论在十二经脉的基础上，将各种药物依作用不同分类成不同的族群，并以归经作用的范畴组合成方剂。这些分类的结果固然与品种、部位有一定的关系，但更重要的是，在各种疾病的病理状态下，药物与方剂提供十二经脉失衡下可能的平衡方式，而更具备临床治疗的实用性。

这样辅以四气五味的归经理论，历代的本草学家奉为圭臬，但有能力体验并传承者却凤毛麟角，仅止于神农氏、黄帝、岐伯、伊尹、扁鹊、华陀、葛洪与李时珍这样的圣贤人物，其余大多数人士仅能品尝出五味，至于四气与归经，只限于少数人士有所掌握。

到了近代，抽象的归经理论常被斥为怪力乱神而被忽视。特别是在中医经络理论受到质疑的年代，在西方药物化学与药理模型的分析方式之下，中药与方剂的药理研究险些丧失宝贵的核心价值与特色。

3. 具体归经模型

直到 1991 年，具体的归经研究模型才终于出现，并发表在《美洲中医杂志》上。最先具体提出归经模型并初具规模，用来广泛分析中药与方剂的正是王唯工教授。

在以傅立叶变换分析血压波，发现脉象中的谐波与十一经脉的对应关系后，王唯工教授提出经脉即同一共振频率，也就是同一谐波的器官或组织构成的集合。穴位为弱共振腔而五脏六腑为强共振腔，并完成了五脏六腑十一经脉与谐波的对应。针刺或艾灸改变了穴位的共振条件，进而影响了经脉上血液流体动力学的状态。如同调音师转紧或转松琴弦的张力来改变共振条件，进而影响乐器发音的频率，可将失去合声的乐音调整回和谐的状态。

在这样的思路下，王教授设计了动物模型来分析中药的归经作用。在其1991年发表的论文①中，发现了临床上**泻心火**的**川黄连**，在代表**心经的直流部分振幅**出现下降的反应；而**疏肝**的**北柴胡**则在代表**肝经的第一谐波振幅**出现上升的反应。

在其1994年发表的论文②中，也发现了在临床实验中，健康人服用**人参**三十分钟之后，就出现经脉上的变化，除**第二谐波振幅减少**之外，**第三谐波以上**的经脉均出现明显的**振幅增加**。印证了传统中医经典有关人参入脾经、肺经与胃经的记载，并且具有大补肺中元气的作用。

而健康人服用**西洋参**的药理作用与人参的药理作用相似。只不过在不同的经脉上有细微的不同，借此可以分析中药不同品系的作用。而透过谐波分析方法，可以印证针刺与中药具有共同的**经脉补泻作用**，而此作用在中医中有重要的地位，但长久以来却未曾被清楚探讨。

4. 以动物模型进行广泛系统研究

除了探讨健康人服用人参的药理作用，王教授也比较了大白鼠服用人参的归经作用与反应。实验显示：大白鼠与健康人服用人参的药理作用在**前六个谐波十分相似**，也就是直流H0（手少阴心经）、第一谐波H1（足厥阴肝经）、第二谐波H2（足少阴肾经）、第三谐波H3（足太阴脾经）、第四谐波H4（手太阴肺经）、第五谐波H5（足阳明胃经）、第六谐波H6（足少阳胆经），因此可以利用大白鼠的动物模型广泛研究中药归经与补泻的药理作用。

由于此一重要且具开创性的发现，自1996年起，王教授展开了为期五年

---

① Wang Lin Y. Y. , Sheu J. I. , and Wang W. K：Alteration of Pulse by Chinese Herb Medicine；American Journal of Chinese Medicine Vol. 20, No. 2：181 – 190, 1991

② Wang W. K, H. L. Hung, Sheu J. I. , and Wang Lin Y. Y. ：Alteration of Pulse in Human Subjects by Three Chinese Herbs；American Journal of Chinese Medicine Vol. 22, No. 2：197 – 203, 1994

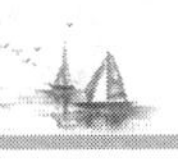

的研究计划“以脉诊研究中医药之归经原理”，分别就不同归经的中药进行测试分析。

补肾的中药，包括熟地、山茱萸、泽泻、牡丹皮、杜仲、何首乌、牛膝、菟丝子、巴戟天、狗脊都出现第二谐波（足少阴肾经）增加的作用。

而**补脾**的中药，包括甘草、炙甘草、苍术、白术、白扁豆、半夏、陈皮、草豆蔻、黄精、党参都出现第三谐波（足太阴脾经）增加的作用。

而**补肺气**的人参与西洋参，在第四谐波（手太阴肺经）都有明显的振幅增加。本草经典有关中药归经与补泻的药理作用，凭借血压谐波分析方法得到了实际的证明。

当然，除了主要归经的谐波增强作用外，其他经脉也有不同的反应。如比较生甘草与炙甘草的药理作用，生甘草在直流（手少阴心经）有明显的振幅减少，印证了本草经典中有关其泻心火的记载。而经过蜂蜜干拌炒过的炙甘草，也如同本草经典中的记载，**泻心火的药理作用不见了**，但足太阴脾经增加的作用仍然保留。可见**药物经过炮制**、**熬煮**、**精炼之后，产生的归经作用**变化依然能透过血压谐波分析方法加以客观呈现。

虽然详细的药理作用机制以及剂量相对反应的定量分析仍有待进一步建立，但采用**生物测定**确实显示，中药归经与补泻的药理作用实际存在于动物模型与临床应用中。作为中药与汉方核心药理作用的归经理论得到科学的证实，而不再只如神话般存在于少数专家的心中。

5. 有补必有泻

同时，与归经理论相关的药理作用也进入实际讨论阶段，并且对临床应用扮演着指导角色。补肾的药物，如熟地、泽泻、杜仲、何首乌、菟丝子、巴戟天、狗脊，在**增强第二谐波（足少阴肾经）的同时，在第五谐波（足阳明胃经）都出现下降的峰值**。单一药物的作用似乎**无法同时增益先天的肾气与后天的胃气**。但以物理学**能量守恒定律**而言，有补必有泻，这是必然的结果，也是相当重要的观念，却是一般人最容易忽略的盲点。

许多人迷信补益，特别是补肾，以为增益先天的肾气有利无弊，可以延年益寿，多子多孙，却不知无形中泻了后天的胃气，反倒伤及阳气，不仅失了胃口，也没了精神。特别是在人生的不同阶段，有着不同的生理需求与体质因素。

青春期的少男少女，少阴肾气刚刚发动，如泉涌一般，必须微细如缕不绝，不可如急流，此时不但是肢体成长的第二次增速期，更是第二性征发育的阶段；适度的补益固然有利发动，但稍一过度，反而固肾有余，过早思春。

所以历代皇帝莫不早发早夭，流连后宫不爱上朝，或许多产但鲜有长寿。主要就是益肾气的同时，常泻了后天的胃气，阴有余阳则有损，气在下则上必不足，容易脑袋空空，昏昏欲睡。

6. 勿“虚虚，实实”

同样的道理，譬如民间最常用人参补脾肺之气，当作提神益气的圣品，药理分析也出现第三谐波以上的经脉明显振幅增加，但第二谐波振幅减少，代表**动用先天肾气来升发后天阳气**，与针刺足三里有异曲同工的作用，所以服后精神大振，神清气爽，许多人视之为神仙灵药而长期服食。

但却忽略了对先天肾气的提用，就像把银行的存款取出，短期固然风光，如何能长长久久。特别是肾虚的体质，绝对不堪以此补气，服后反致肾亏胃火旺，当然咽喉燥痛，牙龈浮肿。一般人都认为是所谓“虚不受补”，精确的诊断方知是药物使用不当，犯了“虚虚，实实”补错位置的偏方常见失误。

不明究理的人才会强调益肾气兼补后天的胃气岂不是两全其美，这正是中西医观念的不同与盲点，也是物质与能量观念的不同。以**物理学能量守恒定律而言，有补必有泻**，除非“劳心”增加总能量，否则无法同时益肾气兼补胃气，如此补上又补下，势必助长心火，导致口舌生疮，失眠易怒，甚至于满脸青春痘。

7. 气增而久，夭之由也

所以，中医经典不断提醒切不可单服久服药物：“久则增气，物之由也；气增而久，夭之由也”，强调的正是有如**经济学的供需与分配**，务必做到**平衡方能避免失控**，否则十全大补，世人皆大欢喜，实则只是把储藏的能源消耗殆尽，变成心火蔓延，阴虚阳亢。类似于经济学的通货膨胀，乍看起来，好

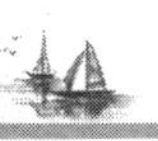

像所有的供给都增加了，其实是饮鸩止渴，只如昙花一现，后继乏力，到头来反而危及根本的循环平衡。**这种遵循能量分配的药理原则与西方医学物质观点的药理学模型大相径庭，反与经济学的供需与分配较接近**。

其实就是**伊尹**“治大国如烹小鲜”的道理，**凭借天地变动化育万物中的四味五气，对治众人因七情六欲此起彼落惯性的“胃口”**，泻南补北，拉东打西，**并且平衡天地人三者之间内在的此消彼长**。所以最重要的是**正确的诊断**，只有分清楚五脏六腑各经络的**虚实**，对症下药方能四两拨千金，有利而无弊，以免“虚虚，实实”伤及无辜。

三、中医的治疗原理

因此王唯工教授以数学**矩阵的观念**来解释病理与药理的对应关系。每一个病人在不同的疾病或不同的阶段，都可以用五脏六腑十一经络的虚实所形成的矩阵来表示。如外感风寒，便可见到【－；＋；－；＋；＋；－】的上坎下巽的井卦，可视为**风寒**的**病理矩阵**。那么有效的治疗就必须寻找一个**相反**的**药理矩阵**【＋；－；＋；－；－；＋】即上火下雷的噬嗑卦，来**平衡五脏六腑十一经络的虚实**，这就是**中医的治疗原理**。

1. 药理矩阵

但**单一药物很难达到完美的虚实对应**，常常补了东墙虚了西墙，所以才有了“**君、臣、佐、使**”的**方剂发明**，凭借一群药物的组合来达到完全的虚实对应。每一组方剂都是因时制宜、量身定做的结果。因不同的“**时、处、位**”而有适当精确而不同的处置，或**同病异治**或**异病同治**。

这种**因人而异**、**因地制宜**、**因时变化**的治疗方法，正好与当代制药业针对特定基因类型，量身打造专属药品的新观念相吻合，也与免疫学中，**抗体制造**通过**基因重组以简御繁**的原理一致。只是其中的信息传递，在西方医学中是以染色体中碱基互补配对的基因形式表现；而在中医的逻辑中，则以阴阳五行的卦象与脉象来呈现与对应，充分符合易经中“**不易、变易、简易**”

的原则。所以自秦始皇焚书坑儒以来，中原大地虽历经无数战乱与浩劫，中医始终完整保留了华夏文化中最核心的医易同源的传统。

为了证明方剂组合的原理，王唯工教授设计了个别**药物矩阵叠加**的总和与完整方剂作用的比较。在1995年发表的论文①中，王教授分析了黄芪建中汤的谐波药理作用。比较方剂中黄芪、白芍与桂枝、炙甘草、生姜、大枣、饴糖一起煎煮后服用的谐波药理作用与个别药物的谐波药理作用之数学叠加结果，显示第一谐波到第五谐波的结果几乎一致，因此我们**可以使用谐波分析的方法研究完整方剂的作用，也可以使用个别药物矩阵运算的方法，模拟出整个方剂中中药的组合作用**。方剂配伍组合的主要方向并非如炼丹术中化学合成反应的物质变化，所以经方中由最多药物配伍的乌梅丸、大黄䗪虫丸、鳖甲煎丸等皆为丸剂而非汤剂。

最重要的作用是**方剂中个别药物的协同反应**，透过反映在血液流体动力学上生物物理的**谐波相互叠加**，以形成一股趋势，来**达成五脏六腑十一经脉能量与信息的虚实平衡，进而有效地控制与管理物质与资源的分配，并实现生命体的恒定**。就像是电路学中凭借电场形成电动势，趋使电子向特定方向移动而汇集成电流；而非化学反应中，不同原子间电子的移动与结合。

2. 病理反矩阵

凭借药理矩阵与谐波药理作用，**方剂治疗的药物谐波叠加原理**得到具体印证，并且方剂的药理矩阵可以作为**病理反矩阵**，来平衡五脏六腑十一经脉的虚实。一个方剂代表的正是疾病发展的一种证型，或者阴阳五行家所谓的**"卦"**或**"局"**。所以才有"**风淫所胜，平以辛凉，佐以苦甘，以甘缓之，以酸写之**"这样的频率叠加组合，以形成反向波动来平衡病态的十二经脉变化。

① Wang, W. K., Hsu, T. L., Huang, Z. Y., T. L., and Wang Lin, Y. Y.: Collective Effect of A Study of Xiao - Jian - Ziong - Tang. American Journal of Chinese Medicine Vol. 23, No. 3 - 4: 299 - 304, 1995

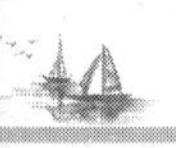

随着重要而经典的方剂如黄芪建中汤、四逆汤①、肾气丸②一一被分析，这样的观念进一步得到确认。这些经典的古方或神效的秘方背后有着共同的密码，一个从神农炎帝、黄帝、岐伯、伊尹传至长桑君、扁鹊、张仲景、诸葛孔明，一直到当代著名的百年老字号北京同仁堂的千年秘密，如今可以透过数学的药理矩阵，呈现出崭新而复古的科学面貌。

3. 大内秘方

2007 年，我在唐由之院士及其夫人陆老师的安排下，拜访了北京同仁堂。在白建副总裁的陪同介绍下，从其口中证实得知同仁堂的秘方，十之八九为**经典的古方**。

作为中国最后一个皇朝——清朝大内御用膏、丹、丸、散的制造和供应机构，同仁堂执掌了这个千年的传承。如今在北京郊区建立的同仁堂新研发中心，诺大的厂区、新颖的设备与精密的仪器，共同标示着中医药科学化的新方向，但这其中最宝贵的仍是千年秘传的智慧。如何将这份珍贵的民族遗产以当代的科学语言应用到世界各地，造福更多人的健康，才是当前最大的挑战。

毕竟，中医方剂与本草奇特的疗效以其较低的风险与低廉的成本，受到极大的重视。不仅在世界各地受到病人的接受与欢迎，西方也兴起了中医的学习与研究热潮，甚至西方的大药厂也开始把目光投向这一领域。随着科学化研究的深入，有望逐渐解开中医的神秘面纱，但仍有许多现象与理论无法以西方医学得到证明与支持。尤其是汉朝之前的中医核心理论与经典，不仅艰涩难懂，与现代西方医学的观念更是南辕北辙，但无论当代的名老中医或历代名医无不推崇这些经典，更将他们神奇的医术归功于这些古老的智慧。

中医神奇疗效的秘密，并非只是建立在长时间临床实验的经验累积之上，其背后奇妙的学理传承着炎黄祖先的宝贵遗产，不但有当今西方医学的未知

---

① Wang W. K. , Hsu T. L. , Chiang Y. , T. L. , and Wang Lin, Y. Y. : Pulse Spectrum Study on the Effect of Sie - Zie - Tang and Radix Aconiti. American Journal of Chinese Medicine Vol. 25, No. 3 - 4: 357 - 366, 1997.

② Wang, W. K. , Hsu, T. L. , and Wang Lin, Y. Y. Liu - Wei - Dihuang: A Study by Pulse Analysis. American Journal of Chinese Medicine. Vol. 16, No. 1: 73 - 82, 1997.

之处，更是解决当代医学瓶颈的关键。如何以现代的语言、科学的结构，系统精确地运用这些宝贵的智慧，并不是简单的翻译与对照，而是无比巨大且艰难的工程。

4. 继往开来

在唐由之院长创设并主持的中国中医科学院附属眼科医院，每年皆有世界各地的上百名西医师不远万里而来，只为了学习中医这一珍稀的遗产——宝贵的知识需要有明师传承转译其中的奥秘。唐院长学贯中西，又是毛泽东主席的主治大夫，名满天下，门生弟子遍布全世界，连世界针灸学会联合会主要演讲嘉宾，新加坡的名医李金龙教授也曾随唐院士学习多年。

唐院长早年得上海中医眼科名医陆南山的传授，夙兴夜寐，发奋学习并被陆先生收为乘龙快婿，尽得秘要。陆南山是用现代科学方法研究中医的先驱，也是中医眼科界革新的倡导者，为最先使用眼底镜、裂隙灯、显微镜等现代科学仪器进行眼科检查、诊断的中医眼科医师。

唐院长在深厚的中医基础熏陶下，又进入北京医学院医疗系学习西方医学，毕业后先后进入广安门医院和中国中医科学院从事眼科的研究、临床和教学工作，为当代中医最负盛名且集临床与研究于一身、熔中医与西医于一炉，继往开来的大师。

5. 如沐春风

我着实有幸，因旅美药理学专家、德州农工大学（Texas A&M University）邱春亿教授推荐，获邀前往中国中医科学院附属眼科医院演讲。唐院长谦谦君子礼贤下士，在五天的参访行程中不计身份近身相陪，身为晚辈的我方得以亲见其风采，如沐春风。当我演讲“脉诊与中医科学研究”的最后在“药物与方剂归经原理”段落中结束时，唐院长惺惺相惜地告诉我：“你日后可能和我当年一样，在帮毛主席做白内障手术成功后，有一半的医生喜欢我，一半的医生不喜欢我。”是的，从我由西医转为中医后就深深体会到了“那些信仰中医的人，跟那些排斥中医的人，看待事情的角度是不同的”。

在送我回酒店的路上，唐院长还特意下车买了一大串葡萄当作送别的礼

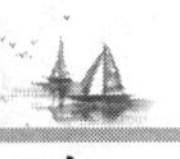

物，那是我最感怀难忘的葡萄。我从小住在农舍，周围尽是绿油油的葡萄园，随着寒冬之后料峭的春意到盛夏的暑气，长满了成串由绿色而红色再转变成紫色的葡萄，那种收成的喜悦远胜过千言万语所能表达。

想起与唐由之院长、邱春亿教授一起参访同仁堂研发中心，看到的正是布满棚架的陈年老干与藤蔓旧枝，如今正在冬眠之后，渐渐冒出嫩绿新芽。唐院长、邱教授、王雪苔会长、王唯工教授、林昭庚教授等前辈，就如同在大旱荒年不畏艰辛努力开拓的老农，因其细心呵护上一季的生长收藏，才有今朝丰年的期许。

6. 善用药材与地利

如今世人对中药资源的浪费，真是令人不胜唏嘘。动辄人参、当归、燕窝、冬虫夏草、鱼翅、鲍鱼等补品充斥于饭桌酒肆，不分寒热虚实、表里经络、有病无病，一味地食补养益，将药材当食材，不知过犹不及，补东即泻西，也耗尽药材与地利。不仅药物涨价连连，使真正需要治疗的患者反要承受更重的负担，更令人担心有朝一日，当世人真正体会到中医宝贵智慧之时，恐怕已地气竭尽，缺田栽种，苦无药材可用。

奉劝有识之士泽被众生，将**中药材既当成宝，也当成毒，无论上中下品都是五行偏胜之物，仅有和缓与急亢之分**。唯有精确地运用，方能矫枉过正，缓急补虚，治病除邪。**若要延年益寿、饱满食欲，青菜五谷、鸡鸭牛羊、鱼猪果实等皆可食养五脏六腑**，调整十二经脉虚实，又少了偏颇与毒性，且平和多产廉价，口感色味更加鲜美，若能善用伊尹“烹饪”的道理，凭借四气五味对治七情六欲，落实调和方剂的艺术于三餐之中，则不须再与病人抢食稀少珍贵的中药材。

中药材的珍稀与可贵，从过去中药房嫁女儿，一斤的当归可做一辈子的嫁妆，便可明了。善用之医者，经、产、胎、带尽皆完备，端看如何配伍，哪像如今不分男女。气血虚实或外感温病，见了就吃，如此一来，当然就有商人扮演“当归王”的角色，囤积居奇大赚特赚。

若以**消费型经济**的角度，或许会被视为推广中药的成功典范，但若以天设地造特定时空有限的化育，对治“五运六气”偏胜侵袭不同环境因素的病人而论，可谓七年之病求三年之艾，以毒攻毒图求全，若以刺激消费来膨胀需求以求利润，无异**杀鸡取卵**，实在可惜。

7. 争霸的秘方

春秋末年，吴越边境河川绵延，沿岸散布着一户户洗衣人家，世代都以河水洗涤布衣为业。春夏期间百户人家盘踞河边，家家父母子女接踵争先拧衣击石，沥水漂布，无比盛况，西施就是当地一户洗衣人家的女儿。

但到了深秋，溪水冷冽，河岸寂寥，却只剩一户人家承接所有洗涤业务，不胜繁劳。

在吴越边境督练水军的吴国将军伍子胥，也因秋冬天气寒冷，水寒冰冻，刺人肌肤，冻伤频繁以致伤兵累累，军士无法下水操练而无事可做，只好四处巡视。

恰巧来到这户独门繁忙的洗衣人家附近，伍子胥好奇地问当地耆老“为何只有这户人家独霸秋冬洗涤业务?”耆老告知“这户人家的先祖得到不传秘方，可以涂于手脚，预防并治疗水冷冻伤，却独守秘方千金不易，以致寒冷秋冬只有此户可以不避寒邪，独揽生意”。

伍子胥喜出望外，以万金买下预防冻伤秘方，洗衣户也被封为百户侯，负责管理当地洗涤业务，并将此预防冻伤秘方大量生产制作，广发于水师将士，果然士兵不再伤于寒邪冻伤，并得以于深冬操练与行军作战。

次年寒冬，伍子胥的吴国水师如猛虎出山，直捣邻国，越王勾践的水师因无法于冬日行军作战，一击即溃，几乎亡国。

秘方之神奇视其如何应用，不只关乎一人之生、老、病、死，利于一户一业之荣辱，甚至系乎一国一朝之兴衰，怎可不留意而轻忽。

自春秋战国以来，这些有神奇疗效的方剂不仅被世家大族视为秘方来珍藏，甚至以政府的无上权力予以垄断而成为禁止流通的“禁方”，正是由于这些“禁方”所具有的不可思议的神奇作用与其背后可能产生的政治经济影响力。

这种足以改变个人生命历程甚至支配族群命运的强大工具，千年来对人类社会的影响力丝毫不减，只是在古今中外以不同的形式出现。时至今日，

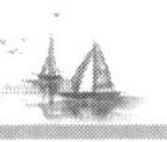

世界上前十大药厂皆为西药企业而无一中药大厂，难道西风东渐之后，只有西方炼金术的天才传承能淬炼出仙丹妙药而悬壶济世，而东方千年的古老“禁方”传承却无可造就之地？除了拜科学发展、产业革命与西方世界对生物医学知识产权的尊重与保障之外，或许历史吊诡的戏弄更是其中关键。

8. 禁方解密

一千八百年前的东汉末年，战乱频仍，传染病蔓延，中原地区人口遽减，十室九空。在这样的社会背景下，医圣张仲景整合《素问》《灵枢》《难经》《胎胪药录》及《平脉辨证》等历代医书中累积的重要医学知识；精究方术，勤求古训，博采众方，退而爱身知己，进而爱人知人，并将这些传承千古的秘密公诸于世，凭借脉证分类以标示治疗处方，把三百余禁方罗列出版于十六卷的《伤寒杂病论》中，上以疗君亲之疾，下以救贫贱之厄，以图救亡。从此医师与平常百姓得以获得这些禁方的组成及其应用条件，并以寻常低价的药物组合对证为适应病理的方剂，帮助乱世中受疾病威胁生存的泱泱民众。

医圣原本寄望透过医学知识无私普及的传播济世救人，进而改变医疗环境的阶级限制，然而千年来，欠缺科学知识支持的民间和社会医务人士，不但未能解密中医的秘密而泽及苍生，却不明反晦。今时今日虽然许多中外医家对经方一百一十三首朗朗上口，但面对急性传染病时仍只期待西方药厂的疫苗与药物，医圣当年神奇运用的巧妙灵机早已失传不见。几个世纪来，流传于医界的常用方剂反倒成为众说纷纭的时方汤头，中医竟沦为与仅凭几道偏方行走江湖的走方摇铃郎中同流。

其实中药材一旦少一味药，组不成方，就无法当下救急解危，覆杯而愈疑难杂症。善用者可以化腐朽为神奇，以极低廉的药材精确地组成精简的方剂，来巧妙治疗特定人时地的疾患。如此神奇的医学传承称之为**“经方派”**，继承这个宝贵知识的实践者称为**经方家**。从方剂之祖伊尹下传至长桑君、扁鹊、仓公，一直到东汉张仲景，只代代以禁方、秘方圣贤相传；不只其组成、计量为闭门秘密，使用的时机与标准更是不传之密，唯代代师徒口耳相传。

经过历史的起落与变革，医学知识与技术的传承似乎又回到了医圣之前师徒制的闭门传统，其中最重要的原因正是中医临床背后基础知识的奥妙渊远、博大精深。《伤寒杂病论》中三百余禁方浓缩的岐黄智慧，不但上与天文通达，下与地理相应，更与世间万事万物同理相关，如同周易六十四卦三百八十四爻而生生不息。这些从长桑君凭借上池之水醍醐灌顶传予扁鹊的医学知识，千年以来如缕不绝却未曾发扬，幸运的是我们得以透过这个时代的科学基础，一点一滴地解开其中的奥秘，并且试图凭借医学工程的辅助，一步一步重现扁鹊或医圣当年的神乎奇技。

凭借这六章对中医基础知识的认识，下一章我们将透过医圣张仲景所著的《伤寒杂病论》，深入理解中医经方与临床神奇疗效的秘密，并透过当代盛行疾病的解析与诊疗应用，体会医圣的不朽与伟大，从而更深入了解中医的秘密。

本章重点

1. 中医使用少数药物所组成的经典方剂，广泛应用于治疗不同类型的疾病。

2. 归经理论将不同经络的反应作为药理分类的依据。若是作用在某经络的气分或血分，都称之为“入某经”。气分上的增强，则称之为“补气”，气分上的减弱，则称之为“泻实（火）”；血分上的增强，则称之为“补血”或“滋阴”，血分上的减弱，则称之为“去瘀（滞）”。

3. 方剂的药理矩阵可以作为病理反矩阵来平衡五脏六腑十一经脉的虚实。

4. 方剂最重要的作用是个别药物的协同反应，透过谐波相互叠加，以形成一股趋势，来达成十一经脉的虚实平衡，进而有效地控制与管理物质与资源的分配，并实现生命体的恒定。

5. 中药材无论上中下品都是五行偏胜之物，仅有和缓与急亢之分。若要延年益寿、饱满食欲，青菜五谷、鸡鸭牛羊、鱼猪果实皆可用以食养五脏六腑。

第七章

经方的秘密

阴阳五行

共振

傅立叶分析

谐波

余宗族素多，向余二百，建安纪年以来，犹未十稔，其死亡者，三分有二，伤寒十居其七。感往昔之沦丧，伤横夭之莫救。乃勤求古训，博采众方，撰用《素问》《九卷》《八十一难》《阴阳大论》《胎胪药录》，并平脉辨证，为《伤寒杂病论》合十六卷。虽未能尽愈诸病，庶可以见病知源，若能寻余所集，思过半矣。

《伤寒杂病论·序》

关键词：医圣、经方、桂林古本、长沙本、六经辨证、卫气营血辨证

高中时代，我的中医大夫曾告诉我，他所开处方的药物与方剂大都出自于《伤寒杂病论》，其中的经方不只精简神效，而且环环相扣，灵活互通。这本巨著他已读过上百遍，不时还要拿出来温习，仍有许多内容百思不得其解。

那时的我对这本秘笈充满好奇，心想世上竟有如此深奥而神奇的医学知识，读它百遍不解仍不厌倦？

如今的我，也已仔细读过《伤寒杂病论》上百遍，每每拿出来温故知新，仍有许多内容皓首穷经深不可解，直到书中那千奇百怪的病例在门诊中真实出现，方才有豁然开朗的体悟，不由得深深感叹医圣的伟大与慈悲。

一、医圣与经方

自东汉末年医圣张仲景完稿《伤寒杂病论》之后，一个划时代的医学巨著问世了。《伤寒杂病论》超越了论文集形式的《内经》，将理论体系下的病理、诊断与治疗落实于具体的条文之中；超越了百科全书形式的西方医学圣经《希波克拉底文集》。医圣将累积千年的临床病例与秘传禁方，**融汇于一个完整的理论架构之下**；更重要的是，《伤寒杂病论》中具有神奇疗效的治疗方剂，在建安年间第十三稿出版不久旋即佚失后，仍以断简残篇的形式，在近两千年来被中、日、韩历代医学家以秘方形式予以珍藏，并且应用于临床治疗，故有"**经方**""**汉方**"与"**经方家**"之称。

1. 创作于瘟疫蔓延之时

自有人类历史以来，传染病（尤其是流行性感冒）就是人类生存的头号死敌，无数次的人口锐减都因之而来。最近的一次则是发生于1918年的西班牙型流行性感冒，造成了全球四千万人死亡。今天的我们都是当初幸运逃过一劫、拥有救命抗体的后代。更不用提东汉末年那次流感的惨烈大流行，几近十室九空。

赤壁之战前后，两军阵营流行的传染病造成大批将士死亡进而影响到战斗力。甚至连叱咤风云的常胜将军常山赵子龙与关兴，虽武功盖世、身强体壮，也因冒雨操兵外感风寒，不敌病气而逝，可见疫情的普遍性与严重性。医圣张仲景就是在这样的时空背景之下，完成了解析流行性传染病诊断与治疗的旷世巨作《伤寒杂病论》。

书中严谨而详细地记录了急性传染病，包括流行性感冒、外感热病、并发症与后遗症等，以及疾病各个阶段的诊断与治疗，其权威性有如当代西方内科医学治疗宝典《**华盛顿内科治疗手册**》（*The Washington Manual of Medical Therapeutics*）。

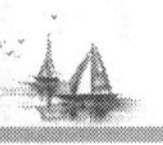

2. 超越时代的旷世巨作

张仲景为何被尊为医圣？经方又为何为群方之祖？

皆源于仲景以旷世奇才致人力达于天造之机，将上天无形的好生之德落实于日常的急难救助之中。透过**十二经脉气血虚实的分析**，并凭借**伊尹发明的汤液形式**，组合创造出相应的治疗方案。而且整组治疗方案自成一完整系统，条目分明、环环相扣，构成一个整体策略，并以此架构应用于所有疾病。

《伤寒杂病论》达成了一个伟大的愿景——以急性传染病的传变与后遗症为例，将所有可能的病理状态透过明辨脉证的方式，整理对应成类似易经形式的完整标准解答。

用科学的语言来说明，也就是两百年前，西方最伟大的数学方法“傅立叶变换”**实现了时间域**与**频率域**的**全面转换与对应**，从而有机械、电磁波与电动机等一系列的科技发展；东方的《伤寒杂病论》则于一千八百年前实现了**病理、脉理与药理三重领域的全面转换与对应**，其背后竟也可以窥见**傅立叶变换**的影子。医圣之所以为医圣，非常人之智慧所能理解。亘古之伟业，历黄帝、岐伯、伊尹、扁鹊而仲景，代代承袭不衰以继绝学。

受其启发与传承的后代医师，无论在中国，还是在日本或韩国，都因书中方剂的奇效屡有神迹而被称为“**经方家**”。从禁方演变而来的奇妙经方，帮助许多病人恢复健康，不但诊断精确、用药精简并且变化多端；更因此成就了不少医术精湛的名医，促使各代朝廷与御医皆极力搜寻并努力复原《伤寒杂病论》，以使其成为医家与太医院传世的宝典与珍稀秘笈。

3. 战乱散佚不全

但是，因战乱散佚而失去完整面貌的《伤寒杂病论》，让后代医家常以神效验方的合集来看待这部经典，而忽略了书中最伟大的意图——**熔万病于一炉**。

清代经方家柯琴“**以六经钤百病**”，就是**凭借太阳**、**阳明**、**少阳**、**太阴**、**少阴**、**厥阴六经区域分治的方式，统摄人体因疾病而产生的所有病理变化**。

更恰当的比喻是：《伤寒杂病论》提供的不只是面对各种不同疾病的种种

有效战术，更形塑出一整套完备而精密的全面战略与环环相扣的作战计划，以防微杜渐或救亡图存。

这样的意图与成就，若以棋局来比喻，就像一流棋士必须熟稔并且牢记的**残局棋谱**。在不同的局势下，有特定的标准守则可以依循，并由此决定最终的胜负。按部就班则转危为安；不按牌理出牌则必定在失误下迅速崩败而致不可收拾。这些宝贵的知识是历代医家心血的结晶，更是不计其数的经验累积所汇集。

可惜的是，因战乱散佚不全的《伤寒杂病论》，不论是西晋太医王叔和搜集整理后呈献于官方，分割第七稿所成的《伤寒论》；或是北宋林亿于宫廷藏书库中发掘整理改编的宋本《伤寒论》与《金匮要略》，都无法恢复、重现并构成完整的体系，造成临床应用与理论实践上的缺失。

因此自晋朝之后，历代医学实践者莫不极力搜寻遗失的条目，并有时方、局方与温病学派不断补充。甚至于唐代名医孙思邈几经搜集而不可得，在其出版的方剂大全集《备急千金要方》中抱怨“**江南诸师秘仲景方而不传**”，对其以千金之高价交换伤寒方仍不可得表示深深的抱憾，并指出《伤寒杂病论》被长江以南许多医家收藏并视为秘笈，不但不轻易示以外人，甚至就连以重金收购仍无法取得抄录本。

幸而孙思邈高寿近百，方能于十年后如愿以偿，稍补缺撼，在其下一部巨著《千金翼方》中收录了部分《伤寒杂病论》中的方剂。但由于其所得仍属断简残篇，所以在书中留下了对《伤寒论》条文的轻慢评论，毕竟仍存有未得其要的缺陷。

华夏历来秘传知识有传诀不传法的传统，文字口述千金可得，应用万金难求，见贤乃传，非嫡系弟子难得心法真传与全貌。

4. 草菅人命的历史悲剧

除了因信息不完整而无法恢复、重现的遗憾，更由于临床医学是经世济民的应用知识，若因缺损的体系不幸枉送的将是医学史上成千上万的无辜性命。光是元世祖忽必烈围城金国大都一役，城内因流行传染热病，死者就超过二十万，其中命丧不当医药者或许如史家所云过半尤甚。

当时医师大多因袭传统以辛热药组方来治疗热病，如独活、羌活、防风、肉桂，却不幸酿成灾难，快者汤药入喉吐血而死，缓者发斑冒疹苟延残喘；少数医学革新者，如李东垣尝试以黄芪甘温除大热，略弥补宋本《伤寒论》的不足，方有一线生机。因此，医者怎可不慎？

李东垣的试验开启了金元四大家与温病学派的百家争鸣，却也引起了有关医学理论的争执与冲突。极端革新者甚至认为《伤寒论》只适用于北方冬季天寒地冻的寒性传染病，而不适用于长江以南，温暖甚至湿热的东南沿海环境；《伤寒杂病论》中有关外感病的诊治法则“六经辨证”也必须改变成“卫气营血辨证”，否则无法精确诊断与治疗。

折衷者则认为《伤寒论》与《金匮要略》内容虽有所缺失不足，但整体架构仍属完备，只须补充散佚条文并扩充临床范围。所以明清两代充斥着各种医学家依此原则所著的医学全集，以清政府官方召集群医颁布的《医宗金鉴》为代表，其中《伤寒论》与《金匮要略》的内容占了该书内容的一半以上。

被奉为温病学派集大成者的名医叶天士，由其弟子收藏流传下来的临床医案，实际应用于患者的处方中，伤寒经方仍高达六成以上，可见经方在临床应用中的不可取代性。

5. 千年后的重现天日

清光绪年间，第十二稿《伤寒杂病论》如凤凰落世，重现天日于医界，实乃不幸中的大幸。**仲景嫡系四十六世孙张绍祖**，将历代祖先代代相传的十六卷手稿传于桂林**左盛德**，此即著名并极负争议的**桂林古本《伤寒杂病论》**。

清末民初接续传承的名医**罗哲初**、**黄竹斋**，不但没有据为己有藏为秘笈，也未曾畏惧外界争论“桂林古本”是否为伪造本的质疑，努力提倡并大行刊印，广为教育流传。在一片西学东渐的医学潮中，为中医保留了一线命脉，笔者亦珍藏有一份黄竹斋印行的“桂林古本”线装书。

“桂林古本”在台湾的流传与盛行，则要归功于**赖鹏举**医师及其召集组织的“中医整合研究小组”。赖医师与笔者一样原为西医，在临床实习时开始思考用中医药物与处方来突破西医内科的困境。1983 年创立“整合医学研究室”，出版《整合医学导论》，运用西医的解剖及病理研究，结合《伤寒论》等中医的疾病诊断治疗体系，发展出“器官场论”。

赖医师与研究小组试图整合中西医学，创立新医学。其研究与治疗方法为参考西医的数据报告，用中医来诊断并给予中医药物治疗。

1986 年研究小组将广西人民出版社之桂林古本《伤寒杂病论》重新编排整理为繁体版，后又获得黄竹斋当时发行版互相校对，在没有计算机辅助的年代，透过整理标示出附录，以利查阅研究并刊印发行，而且不计版权，鼓励广为流行，愿闻多方讨论，惠及许多医家学者。

6. 求证真伪

1993 年，我大学六年级，正以延期毕业来进行“西学中”，在增修中医科目与学分时，初次惊鸿一瞥“中医整合研究小组”发行之“桂林古本”，因彼时学力尚浅，并错信学长伪本之疑而失之交臂，甚至未予以影印收藏。

五年之后，学弟王基宗医师以“桂林古本”真伪问惑于我，方才仔细研读。手不离册三天后，确定告知王医师，此应为真本。

当时，我已完成西医的学习与两年的临床实习，并已执业近三年，特别是在急诊室值班时，观察到大部分急症患者多具备《伤寒杂病论》的脉证分类，尤其是太阳、阳明、少阳三阳经的患者几乎占到七成。

再加上我在执业期间，已跟随台北著名**经方家张步桃老师**跟诊学习近三年，渐有心得。不但于临床使用经方信手捻来，治愈不少疑难杂症，每日看诊亦应接不暇；并且对张老师推崇的《伤寒来苏集》《伤寒附翼》更已反复研读。**深知医圣以六经演绎出一个完整的画面，如同易经以六爻演绎出八卦而六十四卦，并及于万事万物**。因宋本《伤寒论》结构不全，张老师与历代大多数经方家皆采取了相同的方法，**即用时方或局方补其中之不足**。因深受张老师熏陶，所以我对于防风通圣散、柴葛解肌汤或逍遥散等时方的临床运用也已熟稔。

不知是幸还是不幸，我自幼多病，间断不离医药，并曾以身试药，以命识医，至其时已有三十个年头。特别是**每年秋分霜降之际，逢秋金克木之时必染伤寒之疾**，若不能对症用药，甚至数日卧床不起。因此深刻体悟到当经方对症时，效如桴鼓立即可见，顷刻由危转安，脉象也会明显呈现和缓；以及时方不能续貂以救济，常只能暂时解危，却引病邪入里。

其时，受王唯工老师启蒙也已七年，正是全面将脉诊仪应用于临床之际。不但搜集了众多太阳、阳明、少阳三阳经的患者病例与脉案，更从王老师的言教之间，早已体悟**医圣以方剂药理纵论临床病理的奥秘，每一方剂条文标示一组药理矩阵，并对应一组可以脉理呈现的病理矩阵**。

同时从阅读古书中知悉了经方家另一传承——**透过拆方解药、以药补方**的方法，如女娲补天般尝试复原破碎的全局，每每试图自行演绎，寻觅此些失落条文已有不少时日。

在求证“桂林古本”真伪于王唯工教授之后，更是欣喜，师徒二人深知无第二人有能力可伪造出如此完整的体系，古今中外唯医圣张仲景一人而已，不但**方剂之间药物的药理条件完全一致，从外感到杂病皆步步为营，推展而出的病理机转更是巨细弥遗**。

7. 如虎添翼

自此之后，我使用经方于临床，无论外感急症或疑难杂症都不再有无方可用之叹，配合以脉诊仪辅助诊断更是如虎添翼。许多有争议之条文与方剂，如麻黄升麻汤、文蛤汤与奔豚汤等，在脉诊仪的脉理分析下，应用病理矩阵于临床门诊，诊断易如反掌，配合方剂叠加成药理矩阵，疗效屡屡得验。

次年（1999年），刘纪昌学长又以“长沙本”问惑真伪于我，当时无法确认为真。又经过两年，因临床病例的增加与突破，透过与第十二稿“桂林古本”相差异的条文与方剂的比对，方才更理解**第十三稿长沙本《伤寒杂病论》**之进展与完整性，以及各条修正方剂的临床优势与疗效，并能将新增方剂确实定位。

在完整的体系以及六经的架构下，白虎、青龙、真武、泻心各镇守于四隅，承气、四逆、建中、理中各交通内外于虚实寒热之间，条条环环相扣并彼此互通，交替而成整体之势，几乎没有盲点与破绽。从此，没有看不懂的疑难杂症，只有不会应用的经方。

二、经方的现代化

由于我整合脉诊仪与《伤寒杂病论》交互应用的进展，赖鹏举医师数次邀请笔者前往“中医整合研究小组”演讲与讨论，并且以切身的肾脏病就医于笔者门诊。在相互切磋指正之下，赖医师与我对医圣张仲景更有慨然叹为观止之崇敬，也对王唯工教授研究的价值与划时代意义有了更深刻的理解。所以赖医师也将王教授有关中医与径向共振的研究纳入研究小组的研读讨论资料之中。

二十世纪初期，在瘴疠之地传染病横行的台湾，原本民众依赖的是传统的中医。但在医药不普及且特殊时期中药材难以取得的条件限制之下，透过西方医学，在公共卫生的改善与抗生素的应用下，如摧枯拉朽般将中医完全取代，彻底改变了民众的认同。

其中，从欧洲发明引进的抗生素更是重要的关键，并被视为仙丹圣药。

再加上政策的支持，受西方医学教育的医师等同于半个公务员，倍受礼遇成为士绅或地方意见领袖。相对而言，中医先生却等同赤脚大夫不被尊重，甚至于被排斥而被鄙称为江湖郎中。

这样的政策，彻底改变了民众对中西医疗的认知，直至今日仍有许多老人家拒绝接受中医的诊治，并直言其不科学。这正是过去百年来中医的地位由盛而衰的缩影，也是政治与科学对医学影响的典型。

重振旗鼓

时代的巨轮运转不息，今非昔比，经过历史的考验与磨炼，当代种种医学政策的调整，显示了经方临床的疗效并不因西学东渐而受到动摇，反而经过时间的洗礼，得到许多受过西方医学教育医师的肯定，并认可其中或许具备足以突破西方医学内科治疗困境的元素。特别是在公共卫生与营养条件大幅改善后，疾病类型的转变更突显出这样的趋势。

但是，当代大多数西方医师使用经方治疗病人的方式，都是以西方医学

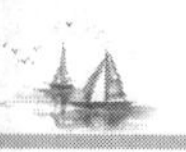

的诊断方式为基础，某种程度下也就是**中药西用**、**同病同治**。虽然临床应用有一定的疗效并偶有佳作，但常常无法达到经方家的水平，致使临床统计的结果大打折扣，甚至在特定情况下出现不良反应。

譬如用小柴胡汤治疗肝炎，一直被公认为标准的适应症与典型处方，许多统计研究显示其能有效改善病情，却也有临床研究显示，部分肝炎病人服用之后，反而产生严重的发炎等不良反应。这种无法完全以生物统计来划分特定疾病适应症与禁忌症的矛盾，在当代西方医学同病同治的主流观念下，有临床应用的困难，但在中医经方家的传承中却只是最基本的辨证问题。

三、经方应用的准则

经方家在临床诊疗时，面对同一种疾病的不同阶段，必须分辨其六经的归属，再依据脉象与证候的不同决定标准的处方，并且需要随时注意脉象与证候的变化而调整处方。这种**同病异治甚至于异病同治**的观念，所凭借的基本准则正是六经辨证的系统性。

1. 六经辨证

六经辨证就是以太阳、阳明、少阳、太阴、少阴、厥阴**六经区域分治**的方式，统摄人体因疾病而产生的病理变化，再依据脉象与证候的不同，细分以决定最适当的配伍处方，这正是**经方应用最重要的准则**。

每一经都有特定的提纲，标示着主要战场的位置与性质——

如太阳之为病，脉浮，头项强痛而恶寒。

阳明之为病，胃家实。

少阳之为病，口苦，咽干，目眩。

太阴之为病，腹满而吐，食不下，自利益甚，时腹自痛。

少阴之为病，脉微细但欲寐。

厥阴之为病，消渴，气上撞心，心中疼热，饥而不欲食。

这些常见却基本的证候鉴别诊断，却是中医诊治的根本与准绳。

2. 见病知源，治病求其本

2010年的中秋夜，友人怀胎三个月的妹妹因严重子宫收缩，送进台大附属医院急诊室，因标准安胎处方药无效，主治医师建议先住院详细检查，并使用最新自费安胎药治疗，否则恐有流产之忧。由于病情严重紧急且自费药价高昂，友人致电咨询我的意见并寻求协助。

我带着随身的脉诊仪进入医院会诊，在确认病证与脉诊同时出现阳明病胃家实、大便燥结的病机下，建议医师暂不使用自费安胎药，而先给予软便剂治疗。主治医师虽认同便秘常是临床上造成安胎失败的主要原因之一，却仍倾向于怀疑病因是细菌感染。

深夜，在病人及家属的坚持下，主治医师半信半疑地指示护士投以氧化镁通便。清晨时孕妇解出大量宿便，子宫收缩随即趋于稳定，胎儿心音也不再异常，母子均安。

氧化镁虽没有安胎的药理作用，却帮友人省去了高昂的安胎负担，原因就是掌握六经“病机”，**治本不治标而标本皆愈**。

六经病机的鉴别诊断，在桂林古本《伤寒杂病论》中有更清楚的定义——

尺寸俱浮者，太阳受病。当一二日发。以其脉上连风府，故头项痛，腰脊强。

尺寸俱长者，阳明受病。当二三日发。以其脉夹鼻络于目，故身热汗出，目痛，鼻干不得卧。

尺寸俱弦者，少阳受病。当三四日发。以其脉循胁络于耳，故胸胁痛而耳聋。

尺寸俱沉濡者，太阴受病。当四五日发。以其脉布胃中，络于嗌。故腹满而嗌干。

尺寸俱沉细者，少阴受病。当五六日发。以其脉贯肾，络于肺，系舌本。故口燥舌干而渴。

尺寸俱弦微者，厥阴受病。当六七日发。以其脉循阴器络于肝。故烦满而囊缩。

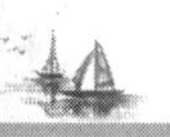

透过《伤寒杂病论》的提纲条文，就可以明了六经辨证源自于**五脏六腑十一经脉的空间架构**与**生理基础**，并凭借病理发展构筑**由线性的经络到平面，进而到立体的三维空间解剖关系**，再配合病程的**时序演进**，建构特定的时空范畴。并且在此范畴之下，运用精心配伍的方剂达到药到病除的效果。

3. 逐步聚焦逼近

所以，紧接在大范围的病理范畴之后，进一步凭借脉证的条件聚焦到小范围，并清楚标示出对应治疗的方剂——

伤寒传经在太阳，脉浮而急数，发热无汗烦躁，宜麻黄汤。

传阳明，脉大而数，发热汗出，口渴，舌燥，宜白虎汤。不差与承气汤。

传少阳，脉弦而急，口苦，咽干，头晕，目眩，往来寒热，热多寒少，宜小柴胡汤。不差与大柴胡汤。

传太阴，脉濡而大，发热，下利，口渴，腹中急痛，宜茯苓白朮厚朴石膏黄芩甘草汤。

传少阴，脉沉细而数，手足时厥时热，咽中痛，小便难，宜附子细辛黄连黄芩汤。

传厥阴，脉沉弦而急，发热时悚，心烦呕逆，宜桂枝当归汤。

当脉证的条件更进一步聚焦到精密的范围时，就会明确标示出**绝对适应症**的标准处方，并以**"某某汤主之"**来对应，这就是**药理矩阵与病理矩阵相对应，并互为对偶反函数的观念**；而每一条文中的脉象条件，正好可以作为药理矩阵或病理矩阵的内在元素，并透过傅立叶分析对应到五脏六腑十一经络的阴阳虚实。因此六经辨证实际上就是五脏六腑十一经络阴阳虚实辨证的缩影，也就是脏腑辨证的浓缩版。这也与当代经方大师刘渡舟教授的观点吻合。

4. 有机的整体

北京中医药大学刘渡舟教授为当代著名中医学大师、伤寒学专家，致力于《伤寒论》的研究，强调六经的实质是经络并重视六经病提纲证的作用，并提出《伤寒论》**398条条文之间的组织排列是一个有机的整体**。刘渡舟教授掌握了这个关键精神，在临床辨证上善抓主证，并擅长用经方治病，成为当代最著名的经方家。

刘教授曾于1998年来台讲学并进行临床教学，在台北市中医师公会大厅演讲时，我与王唯工教授皆在座受教。刘教授当日讲授的主题正是如何以时方补经方在寒湿与湿热方面之不足。刘教授以其六十年的临床经验与学术研究，提出《伤寒论》中之最大盲点——湿病的补充与临床心得。

刘教授跨越古今各家的临床研究内容详细丰富，应用上却颇为复杂，与历代经方家的临床困境类似。因此，演讲中的休息时间，王唯工教授即言简意赅指出湿病的脉诊指标在**第三谐波足太阴脾经气分偏实**，并同时查看**第二谐波的足少阴肾经的虚实即可分出寒湿与湿热**。

会后，我到贵宾休息室向刘教授请教，提及透过脉诊仪的谐波分析，已可以呈现并分辨太阳病、阳明病、少阳病三阳病的病理客观特征，希望刘教授能指教三阴病的部分。

刘教授听闻之后，原本因高龄再加之旅途劳顿，演讲时已现疲惫无气力的神情，突然露出灵光且询问我详细的内容，并提及自己虽年事已高不再参与科研，但或可安排我与其学生合作。凭借这次请教，我将六经的实质与五脏六腑十一经脉的阴阳虚实是一体两面的观念得到珍贵的交集，对经方与脉诊的研究也有画龙点睛的作用。可惜的是之后刘教授健康急转直下，不幸于2001年病逝而未能与闻其进一步发展的全貌。

不过，似乎当上天关起一道门时，每每必同时开一扇窗。当年台北冬天异常寒冷，骤变的天气肆虐之下，出现了许多三阴病的临床病例，帮助我确立了太阴病、少阴病、厥阴病脉诊病理的客观特征。而这些临床病例原本就偶发在春夏两季门诊之间，并非只发生于严冬，只是由于当时病例不够多，识而未确，无法下定论，才需要在冷峻之际，凭借同期大量出现的相似病例，来达到统计学上的确认。

这样的事实也间接证实了《伤寒论》并非只限于北方与寒冷的环境，在湿热盛行、四季如夏的东南地区也一并适用，只是必须配以精确的望、闻、问、切诊断功力与辨证逻辑，才能有效地应用经方达到药到病除的效果，否则经方有如利刃，用之对证如庖丁解牛，迎刃而解，若不对证则如倒持泰阿，

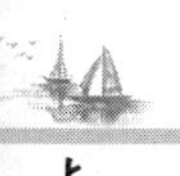

反受其害。所以才致大部分医师只常常在精神上推崇备至，临床应用上却敬若蛇蝎，偶一择用，如同有零星战术而无全面战略，而非将整体经方灵活应用发挥其最大功效，其间最重要之处就在于能否全盘掌握经方的整体有机架构。

5. 平衡六经阴阳虚实

事实上，《伤寒杂病论》中诊疗的有机整体性，可以透过病理矩阵或《周易》六十四卦的关系深入理解。当外感风寒传经至太阳，便可见到【－；＋；－；＋；＋；－】的上坎下巽的井卦，可视为风寒的病理矩阵。那么有效的治疗就是药理矩阵为【＋；－；＋；－；－；＋】上火下雷的噬嗑卦，才能平衡五脏六腑十一经脉的虚实，这其实就是桂枝汤的典型指标，再依其他六腑的虚实分析就可以将其加减变化一一对应。因此有如易经六十四卦可以演绎成三百八十四爻，环环相扣的易理变化，对应于天、地、人万物的系统性分类昭然若揭。

当风寒袭肺，便会在第四谐波的血分或变异系数出现信号而成为变爻【－；≠；－；＋；＋；－】，这其实就是小青龙汤与其加减的典型指标。

若是风寒入里进厥阴肝经，便会在第一谐波的血分或变异系数出现信号而成为变爻【－；＋；－；＋；≠；－】，这就是当归四逆汤与其加减的典型指标。

刘渡舟教授另一个重要的论点是《伤寒论》中398条条文之间的组织排列是一个有机的整体。这个结构性理论背后的系统性正是上述如《易经》阴阳变化，简易、变易、不易一样的炎黄哲理。对应为科学的表述，就是如当代计算机科学中0与1构筑出的虚拟世界与科技应用。而相似的病理矩阵与药理矩阵所建立的系统性，不但可以解释《伤寒论》条文之间的组织排列是一个有机的整体，同时也可以将《伤寒杂病论》其余条文一并纳入而形成更完整的系统结构。

在过去，由于战乱散佚的《伤寒论》与分割出来的《金匮要略》残缺不全，使系统结构出现漏洞，历代经方家尝试以各种方法努力修补。或以临床的经验，或以训诂的方法，或以考古的方法，虽百家争鸣、众说纷纭却仍存在许多盲点，而使中医在急性传染病的领域被西医所取代，进而影响到中医在内科的地位，甚至于在中医具有优势的病毒感染与内科急症领域也受到轻视与怀疑。所以盲点的补齐与系统结构的完整性无比重要，历代经方家与医学革新者莫不前仆后继致力于此。

6. 六经钤百病

修德祥老师曾教我治牙痛的秘方，并且告诉我修师祖以此作为徒弟能否出师的考量。

御医黄师伯家学渊源，绝顶聪慧，是修师祖的得意门生，不只就读台大时每天跟诊出入师祖的诊室，后来更成为入室弟子，几乎随师祖学习、生活合而为一，吃住在修家一整年。

有了名师调教再加上医学世家底蕴，几年下来，黄师伯就在医学界声名显赫，自立门户不久便门庭若市，之后就很少来跟修师祖请教学习。然而师祖的要求极高，每每叹息后学耐心不足，许多心法口诀都尚未测试过关，就要出师行医，无法继承历代绝学。门生故旧与医界人士总认为修师祖过于严苛，却无法体会师祖洞烛医学跨越生死之间的严肃与沉重。

果然一朝清晨，黄师伯急急忙忙请修师祖到士林官邸出诊帮蒋夫人治牙疼，并且千叮咛万嘱咐切勿收费。师祖心里有数就问黄师伯，“治牙疼的秘方不是早早就传授给你了，何须劳驾我出马？”黄师伯支支吾吾，只说不能丢了中医的颜面，请师傅务必出手摆平。

治牙疼的秘方果然复杂，修德祥老师教我时，要我抄下笔记仔细研究，三十二颗牙必须凭借上、下，左、右，前、后顺序，投予不同引经药物方能奏效，一旦诊断正确将无比神效，若是失之毫厘则差之千里，难怪一代名医的黄师伯也有踢到铁板的时候。

这个故事让我在几天内皆心系于此复杂的秘方组合，感觉其中隐隐蕴含着熟悉的结构。刚好门诊中几位牙痛患者的病情帮我望穿了背后的玄机，刹那之间突然领悟——只要分清十二经脉阴阳表里、气血虚实，复杂的引经药物变化自然可融会于六经辨证之中，治牙疼就同治其他的疑难杂症一样，与《伤寒杂病论》中的原理无分轩轾，秘方中真正的奥妙与心法仍是医圣的微言

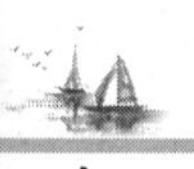

大义——“六经钤百病”。

透过看似牙科领域的常见杂病明白了医圣的伟大意图与发现，则临床上，无论是牙痛，或是风寒感冒与腰酸背疼，也就都一模一样，无分高、下、难、易，都在《伤寒杂病论》有机的整体方略之内。

其中阴阳虚实交错进退之间变化万千却井然有序，涵盖了临床不计其数的常与变。在疾病复杂的混乱程度发散与整体诊疗的收敛之间，更蕴含了医学与易理的一脉相承——以简驭繁的变易、简易与不易；难怪一代宗师修神仙以此作为徒子徒孙出师悬壶的准绳。

7. 演算逻辑

可惜的是，过去华夏文化在数理与技术方面的发展因受到科举制度的限制而被士大夫忽视。《易经》变成了讨论义理的考试工具，背后最重要的演算逻辑却不被重视。但《易经》这部华夏文化最重要与基础的经典，亘古以来仍被先圣先贤作为推算大自然规律与预测重大事件未来趋势的伟大工具，故被称为“群经之首”。

在汉代之后，其精确应用的方法竟然仅存于少数术士之手，几乎失传于知识分子与学术界，更不用提明清两代医学界的主流儒医。后世儒生遵循包括《易经》在内的四书五经为待人处世的人生哲学，而不去研究其中的数理演算逻辑与技术发展的应用，当然不可能理解并继承从炎黄两帝、岐伯、伊尹、扁鹊一直到张仲景，圣贤代代伟大而神秘的传承。

相对的，以当代科学最重要与基础的数学方法傅立叶分析推导出血压波中的病理矩阵与药理矩阵来对应中医宝典《伤寒杂病论》中的内部结构，则可以印证其背后存在着近乎失传的《易经》演算逻辑。易理内部**阴阳二元对立结构的对称性**正是东方最重要的归纳法，如同西方科学严谨的**数学归纳法**，可以真实无误地推演而不产生矛盾。

这种严谨的系统性，内可以彼此验证，外可以对应宇宙间的万事万物，并且可以实际应用于日常生活之中，包含着医学、时空环境影响、生物信息、发展预测与规划的哲思，正是经方与中医临床所蕴含与继承的最宝贵的华夏文化奥秘。

本章重点

1. 东汉末年，医圣张仲景撰写十三稿《伤寒杂病论》之后，一个划时代的医学巨著问世了，将理论下的病理、诊断与治疗落实于具体的条文之中。

2. 《伤寒杂病论》中达成了伟大的愿景——以急性传染病的传变与后遗症为例，将所有可能的病理状态透过明辨脉证的方式整理对应成一个类似《易经》形式的完整标准解答。

3. 医圣在十二经脉气血虚实的分析下，透过伊尹发明的汤液形式，组合创造出最佳的治疗方案，而整组治疗方案自成一完整系统，条目分明、环环相扣，构成一整体策略，并以此架构应用于所有疾病。

4. 当脉证的条件更进一步聚焦到精密的范围时，就会明确标示出绝对适应症的标准处方，并以“某某汤主之”来对应，这就是药理矩阵与病理矩阵相对应并互为对偶反函数的观念。

5. 每一条文中的脉象条件正好可以作为药理矩阵或病理矩阵的内在元素，并透过傅立叶分析对应到五脏六腑十一经脉的阴阳虚实。因此六经辨证实际上就是五脏六腑十一经脉阴阳虚实辨证的缩影，也就是脏腑辨证的浓缩版。

6. 在《伤寒杂病论》的结构中，阴阳虚实交错进退之间变化万千却井然有序，涵盖了临床不计其数的常与变。在疾病复杂的混乱程度发散与整体诊疗的收敛之间，更蕴含了医学与易理的一脉相承——以简驭繁的变易、简易与不易。

第八章

临床的秘密

阴阳五行

共振

傅立叶分析

谐波

夫天布五行，以运万类；人禀五常，以有五脏，经络府俞，阴阳会通，玄冥幽微，变化难极，自非才高识妙，岂能探其理致哉！上古有神农、黄帝、岐伯、伯高、雷公、少俞、少师、仲文，中世有长桑、扁鹊，汉有公乘阳庆及仓公。下此以往，未之闻也。观今之医，不念思求经旨，以演其所知，各承家技，始终顺旧；省疾问病，务在口给，相对斯须，便处汤药。按寸不及尺，握手不及足；人迎、趺阳，三部不参；动数发息，不满五十。短期未知决诊，九候曾无彷佛；明堂阙庭，尽不见察，所谓窥管而已。夫欲视死别生，实为难矣。

《伤寒杂病论·序》

关键词：治未病、效如桴鼓、无为而治、预防医学、胃气、以妄为常

医学系的同班同学庄医师，毕业后在内科加护病房担任主任，习惯于临床上有许许多多仪器的辅助，十分好奇我如何凭着望、闻、问、切就能诊断疾病、处方治疗并判断预后，特别找了一个下午的门诊跟着我一起会诊。

半天下来，他不解地问我“你为何专注那些细微的证候，这些似乎都是西医不重视的主观感觉，然而却对你的鉴别与诊断十分重要?”“而且为什么你总是先问病人有哪些症状？而不是被动地分析他们主诉的信息?”

一、无形而后有形

由庄医师的提问，我们可以看出西医重视**科学的客观性**，所以强调**有形的病理观察**，然而这些成形的疾病变化往往已经是不可逆和静态的病理结果，不但容易错失最佳的治疗时机，甚至于回天乏术。相对的，在中医来看，**疾病的初期，无形的“气”的变化常常提早显现于病人的神情、气色、声音与脉搏等生理特征上，并且影响到病人主观的知觉**。

虽然这些感知的信息常常快速变动，并且容易夹杂主观的偏见误差，然而如何迅速、有效、精确地整合这些动态的信号，并形成具体的诊疗信息，就是中医临床最重要的师徒相传经验与口授心法。

1. 中医溯源之旅

幸运的是这套缜密的诊疗方法，早在两千年前，即已完备细腻地记录于《难经》与《伤寒杂病论》之中。

我的医道学习历程非常幸运。在中医基础与研究方面，有王唯工老师与台湾大学药理研究所邓哲明教授的指导；在临床上也得到许多资深医师的教导与指点迷津。尤其在大学延期毕业的宝贵第八年，除了在课堂上学习中医经典之外，更透过临床与跟诊见习，跟随三位启蒙老师江应魁医师、杜娟华总医师、钟文冠主任医师，学习到了宝贵的临床知识与技术。

三位导师不同的中医临床学习经历，让我获得了丰富而扎实的诊断基础，开启了日后与许多当代名医的临床学习之路，以及经典传承之道，并且深深地影响与帮助我将王唯工老师二十多年的基础研究成果，应用并落实于临床医学的诊断与治疗中。这段**临床与基础医学之间的反刍与回溯，如同一段源远流长的传统中医的历史溯源之旅，同时也蕴含了古典中医拼图还原的追寻历程**。

2. 疾病从无形的气分开始

根据西汉太史公司马迁的《史记》记载，普天之下**以脉论病**的医学源流，

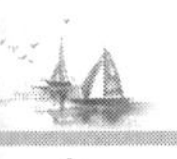

从春秋后期的**秦越人扁鹊**开始。在扁鹊所著的《难经》中，一开始即以类似当代西方科学强调的**操作型定义方式**明白揭示，指导后辈医师如何在手腕**桡动脉处提取脉搏搏动的信号**，并且透过**下指轻重不同的方法**，分层逐步分析其中的生物信息内容，诊断疾病所属**五脏六腑十二经脉的气血虚实**，从而鉴别是“气分的是动病”还是“血分的所生病”①。

疾病一开始一定从**无形的气分是动病**开始，也就是影响**波动的振幅**部分，常常和生命整体系统的能量分配与信息管理失常有关；随着病情的发展与加重，进而影响到细胞与组织的结构，才陆续**干扰到波动的相位差**，也就是各种谐波之间的相对关系，扁鹊称此为**血分的所生病**；若又超过了可逆阶段的病理变化，接着才会出现西医重视的“有形”病理特征。这些不可逆的坏死或变异，常常已错失物理、化学的平衡、还原反应或免疫、病理代偿等内科性的治疗机会，而只能以外科切除、移植或人工脏器辅助的方式来处理善后。

3. 消弭于无形

西方医学的治疗是以**侵入式的外科为主角**，甚至当代内科也有了侵入式诊治的外科化趋势。相对的，遵循道家**“无为而治”**精神的中医，特别强调**治未病**的重要，也类似当代**预防医学**的观念，希望医师努力把握疾病前期，在尚未铸成不可逆转的有形破坏之前，见微知著地精确诊断，并且四两拨千斤地缜密治疗，凭借**管理身体五脏六腑十二经脉的代偿作用与病理反应**，将其发挥最高的效能，以恢复气血的协调与平衡。

中医希望尽可能在最短的时间内，以介入最少、不着痕迹的方法，解除疾病威胁而使身心重回健康。西医日新月异的医术与技艺的进步，虽然令人叹为观止，但西医的学习养成、工作方式与病人的诊疗经历，皆相当得艰辛，不免让重视人性化的医师与病患敬而远之。

4. 实时关注脉证的变化

在疾病前期阶段，病理变化是非常细微复杂的，而且容易转变，所以医圣张仲景在《伤寒杂病论》之中，特别强调医师必须**随时关注脉证**，随着疾

---

① 见《难经·二十二难》。

病的发展与治疗的进行，必须密切细心地留意病人的症状或是脉象是否已经出现关键的变化。特别是急性感染疾病与天气的因素更是紧密相关，不但有五天一气的波动变换，每日亦有如四季一般周期的波动，所以才有**朝安、昼慧、夕加、夜甚**的病情起伏转变。

人体实时受到外在环境里各种无形之气的周期性影响，无形之气与治疗所施予的原先寄存于草、木、虫、兽、人与物之内的天地余气，透过相关频率"同气相求"的相互作用，在人体内交织成一场变奏曲式的战斗交响乐章。**十二经脉无时无刻不面临着虚实之间的阴阳离合与转变，五脏六腑气血因而出现有如数字信号般的跃动，呈现抽爻变卦的量变而质变**。

如同交响乐团的指挥，主治医师必须随时聆听细微而关键的信息，来掌握并主导变奏曲旋律的和谐共鸣，不至于因复杂的病理变化而荒腔走板。

唯有不断地透过"望、闻、问、切"四诊的反复运用，掌握每一个重要的关键转折，才能巧妙地凭借四诊得到的生物信息，运用针灸或经方收敛整体系统发散的混乱程度，并**透过生物体内层层杠杆设计的整体系统控制结构，以简驭繁**，精确有效地管理并动员免疫系统与其他后援体系的调配，充分解决疾病造成的系统解构与失衡。

5. 效如桴鼓

透过临床上实时精确的诊断，凭借如同易经重重爻卦、以二进制数字分类，并且全面涵盖的**《伤寒杂病论》鉴别诊疗系统**的指引，投以正确的治疗方剂或针法，病情与脉象必定立即产生正面的变化，所以有**效如桴鼓**的形容。胶着的病情一旦对症下药后，就好比鼓槌与鼓，一敲就响，彼此相应。

所以面对临床上常见的急症，如发烧、上吐下泻、急性疼痛的患者，我常常请其服药半小时左右，等病情改善后再离开诊所。中医绝非如一般坊间认为需要旷日废时才会奏效，或只能应用于慢性病调养。

基本上，**"一剂知"是经方诊治正确后的必然结果**，急性病症的威胁能得到立即的解除，无论客观的症候与病患主观的感知都会即刻获得改善，但是接下来的判断与处理也是变化多端，只有少数单纯的病例才能真正达到"二剂已"，仅运用一两个方剂即能完全解决病根而痊愈。

经验丰富的医师都能深深体会，**疾病是病人习性的累积，是错误的生活作息、饮食习惯与七情六欲的结晶**。对症下药是能“效如桴鼓”，戏剧性地让结晶瞬间消失，但溶化于水的晶体只要周围溶液的条件还原，结晶也还能再次成形，继续危害健康。这个周围条件一般称之为“**体质**”，或是称此结晶为**病根**，若是治标不治本，不改变体质或根除病根，纵使病情缓和或暂时销声匿迹，在习性的持续支持下，病气也会到处辗转迁移，如四处滋长的杂草般春风吹又生，衍生出其他复杂的病症。

所以《内经》提到“冬伤于寒，春必病温”“夏伤于湿，秋必咳嗽”。疾病的加重演变与复杂累积，常常出乎意料，令医师无法捉摸。许多久咳就是如此形成，难倒了一众治标的医师。其实治疗久咳的关键在于提早预防，每年夏日炎炎之际，**避免恣食生冷**，伤害盛夏时体内最旺盛的阳气，并且造成湿气的累积，等到了秋凉燥气为主气时，方不至于**湿燥相搏**而咳嗽频繁，甚至严寒冬日因寒湿天气更为加剧，变为痰饮气喘。

6. 坚壁清野的治疗策略

疾病的治疗更像官兵与贼寇之间的正邪较量，**若不能坚壁清野，改变病人的习性与体质，贼寇必定到处流窜**，治疗势必没有功成身退的一天。

然而“江山易改，本性难移”，资助奄奄一息的病根绝处逢生与病邪反复发作的，往往就是患者自身的饮食偏好与生活习惯。若没有病人自发性的觉悟与配合，妄想改变长年养成的惯性，如此常常导致医患之间的冲突与矛盾，最后的结果往往被更换的是医师而非疾病。

疾病与死亡的课题，让人类不得不对外在环境的周期波动影响有所认识，**世界若没有疾病与死亡的痛苦，积习与惯性必然牢不可破，人们一定更无所忌惮。而人类对周围环境的破坏所产生的混乱与陈疴，必定积重难返，终致天地否塞**。

医师只能帮助患者加速、正确地认识这个课题，绝不可能替代患者本人来学习这个课题。

所以每当病人问我多久可以痊愈？我总是回答，时间掌握在患者自己手中而非受医师的控制，唯有严格遵守医嘱，才能远离疾病与医师，真正康复。

若一味避免拂逆病人的习性与喜好，配合症状治疗自然皆大欢喜。但能洞悉病理标本、阴阳变化并以解决疾病问题、收敛天地人事混乱程度为务的经方家，绝不会如此媚俗而搬起石头砸自己的脚。

7. 很抱歉！我们想停止治疗

1998 年开业之前，我有一位病人咚咚，他是发展迟缓的小孩，又罹患气喘。来门诊治疗一段时间后，气喘发作的频率明显减少了，却断不了根。常常因在学校偷吃了零食，不幸诱发哮喘而痛苦不堪。还好在脉诊中都能提供线索，发现咚咚违规的行为而找出病因，其父母终于下定决心，停止给咚咚零用钱，果然气喘不再发作了。

然而半年之后，咚咚的父母打电话到门诊告诉我“医师很抱歉，我们想停止治疗”“咚咚忍不住想吃零食，所以在学校偷了其他小朋友的零用钱”。这不是我第一次被“无明”打败，之后也屡见不鲜。我理解父母的爱子心切，以及习性的力量，正像西西弗斯般日复一日地面对一个课题且无法回避这个无解的难题，因为这就是真正的病根与“生、老、病、死”终极的根源。

二、不听医嘱，不予治之

正由于影响五脏六腑十二经脉气血虚实的因素非常多，医师不只要“**随时关注脉证**”，**更必须充分控制临床上常见的变量与干扰**，所以在每个治疗方剂之后，多会载明服药必须注意与配合的医嘱事项，有些治疗方剂一日之中日间三服，有些则夜间加服，有些服后须配合热粥加强营卫之气的运行，有些则须空腹服用，大多数治疗方剂更须避免同时食用生冷、黏滑、肉面、五辛、酒酪、恶臭等物。

这些生活上看似微不足道的细节，往往决定了治疗的成败，经常被病人与初出茅庐的医师所忽略而影响疗效。因此，无论扁鹊与医圣都再三强调“**不听医嘱，纵意违师，不须治之**”，并且记载于《史记》与《伤寒杂病论》之中。

1. 无价的医嘱

2003 年的一个周五晚上十点，原本将结束门诊回家休息，友人突然带一位女士挂了初诊的号，主诉是严重的头痛。

在详细四诊并透过脉诊仪分析之后，我告知病人“病入膏肓”与头部外伤的诊断，而且将瘀伤的位置一一找出，由于与头痛的区域密切相关，患者十分佩服先进的科学仪器与中医的理论。清楚交代医嘱之后，病人带着三天份的中药满意地离去，此时已是午夜时刻。

两天后的周日下午，这位病人不知从何处得知我的手机号码（我一向只告知濒死或有性命之忧的患者），打来诉苦头痛发作。我再次耐心提醒她头痛是心脏缺氧无法负荷的结果，“病入膏肓”才是根本，切勿再服头痛药止痛勉强工作，必须好好睡觉休息。

但在电话中，病人不断强调她正在处理一件重要的遗产官司，非赢不可，不吃止痛药无法专心思考。

在劝不动之下，我明白了这就是业习，只能请她保重，从此再没看到她。

一年之后，我在媒体上看到她赢了那场官司，但不久之后，报上登载了她心肌梗死不治的死讯，以及她十几亿的遗产捐献。

人的伟大与不幸，总是默默透过无形的因素逐渐累积形成，医疗与习性常是那些被忽略的细节，就像这位女士在人生最关键的时刻选择了最昂贵的止痛药，却错失了无价的医嘱。

2. 忌口才能早日康复

在所有的医嘱中，最难遵守与配合的莫过于饮食禁忌。

饮食禁忌是经方家的基本常识，在《伤寒杂病论》中，即清楚记载饮食禁忌于桂枝汤将息法中。

桂枝汤为方剂之首、群方之祖，服汤剂后当禁食生冷、黏腻、肉面、五辛、酒酪、臭恶等物。经方之所以有奇效就是因为规定严谨、条理分明，不但每一味药有使用的宜忌，药与药配伍之间也有复杂的加乘与反佐，药物与食物之间也有特殊的影响。有些方剂服后须饮热粥加强作用，有些须饮冷粥缓和药效；甚至口渴饮水需少少与之，不可以水灌之，否则易致喘等种种条件。

每一处细节都是经方能不能发挥功效的依据，甚至不同的气候与节令对于饮食与用药的限制条件都须仔细考虑，这也是经方复杂与难传承之所在，若不注意饮食对病情的影响，势必无法发挥经方迅速的疗效甚至大打折扣。

但是，如今要求病人忌口的中医不多了，甚至自诩为经方家的医师都避而不谈，难道大部分的医师都不知道这个秘诀吗？有许多患者开口问起，我只好婉转讲述自己亲身的经验与名医的故事。

（1）南北名医的铁板

2011年，门诊来了一位老伯伯，希望治疗常年的腰痛，诊断之下是典型的风湿寒痹，以经方来处理当游刃有余，不禁向这位初诊的老伯伯问起“难道都一直吃西药，没找过中医吗?”。

老伯伯答道“还好找到了马光亚的嫡传弟子，治了一阵子，否则更严重”。

我想起了一则前辈传下的故事，故意半开玩笑地问老伯伯“马光亚教授名满全台，自称徒子徒孙的人如过江之鲫，你如何确信他是嫡传弟子?”。

老伯伯信心满满地说“我是马教授的老病人，这位医师和马教授一样有交代要忌口；就像你给初诊病患饮食禁忌单一样”“不忌口好得慢，而且不会断根”。我心想，“原来这个故事是真的”。

很多人都知道马教授尚未来台湾之前，在湖南行医已经多年，不但患者众多，且以经方闻名；但是来台湾之后，却药效失灵，在南昌街坐了十年的冷板凳，诊所常常门可罗雀，只好寒窗苦读。之后又突然处方神效医名大噪，而被延请到台中医大主持中医系的教学。

医界一般都认为马教授在十年之间，苦练温病条辨以补经方之不足，由于台湾地处亚热带，许多不敢使用经方的医师也多半信以为此。

但我曾经从修老师处得知，马教授在苦心钻研的期间，偶尔会转诊病人到修养斋师祖的门诊，向人称修神仙的前辈请教。

其实修神仙也曾遭遇药效失灵，十八岁起即在北京行医，以“金针大夫”医名远播的修神仙，初来台湾也曾踢到铁板，原本在北京十拿九稳的病例，

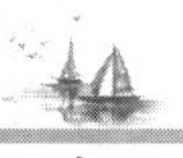

在台湾却常常失效。

还好很快修神仙找到了原因，不是药方不对，也不是针刺配穴有异，而是环境与疾病之间的饮食禁忌。

台湾是海洋性气候，湿气太重，饮食若不注意，很容易衍生湿病，这样重要的医学见解与对应之道，修神仙与马教授之所见略同。

马教授在经典之作《中医诊断学》中明白写出湿病的复杂与难治，却只有嫡传弟子会授此秘方——饮食禁忌。反而是修神仙在大作中明白写着“扎针不忌口，病人白挨痛，医生白动手”，并且直接在处方笺上附记洋洋洒洒一大串不能吃的。

可惜我得知这两位南北名医故事的时间太晚，在我尚未行医之前，还是年少病人时，就亲身经历了看病不忌口、人财两失的教训。

（2）以身识医的宝贵教训

自从我一岁得了白喉之后就常常生病，每隔几天就得挂号清喉鼻打针，天天吃西药不间断，但大病小症感冒过敏却始终挥之不去。这样悲惨的日子过了几年，身体不见好转，只好求助中医。

辗转换了几位医师，终于让一位老医师帮助改善了体质，渐渐远离了打针吃药的痛苦日子。但是老医师要求忌口非常严格，年少的我刚开始病情重时还能忍耐，病情改善了就开始松懈，可是每次偷吃违禁品都会被老医师发现。老医师总是坚持说生病期间一定要忌口，吃中药才好得快，病才能根治。还搬出《内经》告诉我“夫五味入胃，各归所喜攻。酸先入肝，苦先入心，甘先入脾，辛先入肺，咸先入肾。久而增气，物化之常也；气增而久，夭之由也”。

几次和医师就饮食禁忌讨价还价也没转圜空间，就兴起了换医师的念头。几经折腾终于碰见一位中医不强调忌口，药效也不差，服药后症状就缓解了，不免得意地对家人说“医师的医术高明，病人就不须忌口”，还介绍亲朋好友转诊。

可惜治疗一整年下来，病情时而好转时而退步，外感症状改善了，接着就鼻过敏，一会儿又肠胃炎，好了就长青春痘，一停药症状就又卷土重来，而且特别容易疲倦，终于忍不住向医师抱怨“为什么病症会来回反复?”“有什么方法可以早点好？”这时医师才缓缓地说“那就得忌口，否则病邪就会到处迁移”。

原来“久而增气，物化之常也；气增而久，夭之由也”是放诸四海皆准的道理。因此，马教授才会在经典之作《中医诊断学》中明白写出湿病的复杂与难治，如水和面难分难解。若以去食积与湿邪的药物应对，不免损耗胃气而倦怠不堪，最后只好以升提胃气的方法救治。

此时若仍不忌口避免湿性食物的累积，一旦超过负荷的胃气转化成热，使得湿与热结合迁移流窜更广、更快，进而陷入阳盛阴虚的恶性循环，最终导致肝火亢盛与阳明经实症，非用涌吐或泻下等峻剂方能解决，如此更劳伤气血，无益于养生。

(3) 医生缘，主人福

就是因为自己有过**切身之痛**，因此总是开门见山给初诊病人列饮食禁忌单，希望缩短病人的疗程与减轻生病的苦楚。可惜许多病人就像年少的自己，受不了膏粱厚味的吸引与口腹之欲的习性使然，尤其是**治疗刚开始的阶段**和**疗程接近关键处，习性的反弹特别明显**，甚至会说出不吃某些食物不如去死等极端的话，不过是江山易改本性难移的显现，在门诊中屡见不鲜。

若病人能信任医师，自己注意饮食的影响，在脉诊与经方的搭配下，病程改善一定十分明显，只是治病最难就是治本，也就是病人的习性与惯性。

门诊中常有治愈的病人提醒我，饮食禁忌单阻碍了许多新旧病人的到诊，甚至请求我不要对刚介绍来的亲友严格要求饮食禁忌，对这些善意的妥协要求我总是明白婉拒，原因就是“视病犹亲”，不想病人重蹈自己的覆辙。毕竟这些名医的典故与压箱底的秘密，若不是“以身试医”，二三十年间带病习医，个中详情并不足为外人道。

所以世间求诊的病人众多，名医也比比皆是，但真正治愈者却甚少。因为拥有如此智慧来面对疾病与死亡的人并不多，往往还责怪医师的医术与医德。

“医生缘，主人福”，有什么样的病人就有什么样的医师，寻医者不可不深思。

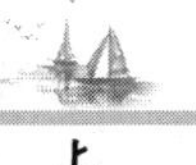

三、饮食禁忌

以下就是我与初诊病人结缘的饮食禁忌单与简要的说明。

饮食禁忌单

（一）绝对禁忌：在生病及调养期间要避免食用的	
加工食品	方便面、肉松、香肠、罐头、素鸡、糖果、饼干、豆腐、豆干、粉丝、米粉、代糖和快餐店套餐等
非天然饮料	汽水、可乐、运动饮料、果汁饮料、珍珠奶茶等
过度氧化食物	油炸、烧烤、反复过度烹煮等
不新鲜或隔餐食物	隔餐肉类、海鲜，用剩菜剩饭煮的咸粥等
（二）暂时避免：生病期间应尽量避免才可早日康复	
生冷类	生菜、冰水、冰品、苦瓜、竹笋、菜头、大白菜、芥菜、芹菜等
刺激性	辛辣、酸、太咸等
水果及甜食	地瓜、南瓜、所有水果、甜食与饮料皆为湿性
饮料	酒、茶、咖啡、牛奶、红豆汤、绿豆汤、醋、豆浆等
面食	面包、面条、馒头、米线等
发酵类	内含酵母菌的食物和饮料
糯米类	米糕、饭团、肉粽、汤圆等
不必要的药或健康食品	

1. 加工的食物与非天然饮料

人体的消化腺提供主要的消化酶来消化分解人体需要的主要营养素。但是不可能有无限的消化酶，所以肠道中充满了微生物，提供消化腺所没有的酶，帮助分解消化食物，摄取其中的各种营养成分，如同清道夫的工作。如果食物无法分解又无法排出，只好送到肝脏去处理，自然造成肝脏的负担。

早期的清洁剂含有加工合成之非直链聚合物，造成环境不可逆的污染，原因是大自然中的微生物无法分解人工合成化合物。人体肠道中的消化酶与微生物如同大自然中的分解者，一旦我们食入非天然与加工的食物，如果无法分解，自然造成胃肠道的污染，进而造成肝脏与肾脏的负荷，甚至造成损伤，导致现代人的肝脏与肾脏疾病频发。为了保护我们的健康并摄取到必要的营养，应尽可能摄取天然有机、无污染的食物。

2. 过氧化的食物

炸、烤、油煎的烹煮方式，以及再加热的食物，经过许多科学研究证实，会产生过氧化自由基，甚至于形成反式脂肪，不但破坏食物本身的营养，也会伤害人体的细胞与DNA，更会广泛影响人体代谢，进而造成许多疾病。因此应尽可能避免过度烹煮，造成食物的过氧化。

3. 不新鲜或隔餐的食物

台湾是一个**又湿又热**的地方，食物只要稍有保存不当，就会**发霉或受微生物污染**。近年来有调查显示，玉米与花生遭黄曲霉素污染相当严重，而黄曲霉素会导致肝癌已经研究证实，其他如赭曲霉素对肾脏的伤害也已经披露，这些毒素的毒性经加热烹煮亦无法消除。

玉米与花生保存不当都容易遭到微生物污染，更何况加热过已破坏细胞外部保护结构的食物，更是难以避免微生物污染。为保持健康，应尽量食用新鲜食材并及时烹调，尽快食用；否则极容易出现肝火或肾虚的脉象，也就是造成肝肾功能过度负担的中毒现象。

4. 生冷类食物

生冷的食物一入口即让**胃经的气血由实转虚**，代表胃肠消化吸收的功能大为减弱，然而大部分药物都经由胃来消化吸收，如此不但药效大打折扣，而且加重胃肠负担。

5. 刺激性与五味偏重的食物

“五味入胃，各归所喜攻。酸先入肝，苦先入心，甘先入脾，辛先入肺，咸先入肾。久而增气，物化之常也；气增而久，夭之由也”。不断累积同类的食物或长期环境的影响，便会造成身体不同经络之间的偏盛或偏弱，久而久之也就形成特定的体质。《内经》中提到海边的居民常吃咸味海产，因咸味入

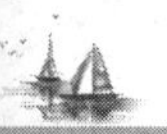

肾久而伤肾阴，进而形成发热的体质。

6. 天然饮料、水果、面食、发酵类

体内糖的浓度过高会形成**糖化作用**，改变身体内蛋白质的结构，这也是目前世界各国抗老化研究的重点，恰恰吻合“气增而久，夭之由也”。

饮料、食物中也含有糖，会使体内的微生物大量生长而危及身体。在糖分充足的环境中，肠道中的微生物摄取糖分即可生长，不需要靠分解食物的残渣而生存，也就**失去了清道夫的功能**。而且大量恣意生长产生的废物，自然造成人体的负担。

甜食、面食、发酵类食物属性为湿，而台湾地处亚热带，又是海洋性气候，湿气偏重，因此盛产湿性的食物，如水果与甜性作物；也好发湿性的疾病，如风湿痹症与疮疡肿瘤。若任由饮食来加重体质的惯性，纵使对症下药，也会让病邪迁移流窜。

湿性体质与疾病是台湾当地人的主述，因此对生病的患者，我一向严格要求其必须禁吃甜食、面食与发酵类食物，纵使在调养阶段，也强调要尽量避免过量，以免湿性疾患旧病复发。必须从当地粮食中摄取适当而稳定的糖类，来供应每日生活所需的热量与代谢所需的营养成分，而非单纯满足口腹之欲的甜点。

水果大多为**生食**，不但不易消化，而且在栽种的过程中常喷洒大量农药以防止果甜招虫，不仅难以洗除也易累积，还会造成肝脏代谢的负荷而形成肝火。

果汁饮料**无论寒热皆属湿性**，由其味甜汁多即可审其性。若无病之人且处于干燥地区如大陆性气候之欧美洲，适当地摄取有机水果自然是利多于弊。

而台湾为海岛性气候，**地处东南湿热之地**，不只盛产湿性之水果，亦流行湿热之病，轻者如青春痘、过敏、肥胖、肝炎，重者如糖尿病、免疫性疾病、鼻咽癌与肝癌，居此湿热之地，不出三年必有湿性之体质。

甚者，湿性体质之母亲所产之胎儿亦多具此体质，故过食水果饮料之孕妇不但易肥胖肿胀，甚至易罹患妊娠糖尿病，其胎儿出生时亦多黄疸、胎毒之病。

至于说水果富含维生素，完全是“白马非马”的悖论，完全可由蔬菜替代，蔬菜所含维生素远多于水果，适当烹煮后依然充足。水果中所含最多者为大分子的果糖、果酸，正是造成湿性之主因，也是一般人所最爱。但若医生不能知“气增而久，病之所由”，且勇于拂逆病人之病性，则病必根深蒂固、难以尽去。

就算医生处以正确对证之汤药，也只是将病迁移他处而无法完全根治，遇司天运气气候之变化即又复发，不但非病人之福，亦有失医师防微杜渐之道。

良医治病必当审其病机病因，谨慎处方用药，并留意病人饮食起居之影响，防范于未然，疾病方能痊愈。否则迁延日久，变生重症，实医者之责。

所以，虽嗜甜好食水果饮品为人之常情，但医者应清楚病之人情、地理、天气之影响，要求病人**适嗜欲于恬淡**，方能合于治病之理与养生之道，所谓**上医治未病**当如是！

7. 糯米类

糯米类既为湿性食物又难消化，且常为加工食品而隔餐食用，是最容易忽略的米制品。

8. 不必要的药或健康食品

中医治疗比起西医考虑了更多系统性的问题，如食物与药物的**寒热属性对十二经脉气血的整体影响**，而不只是症状治疗。因此最好将所有的药与保健食品一起告知医师判断，再决定服用与否。

看了饮食禁忌单之后，常常吓走一大堆病人与许多不明究理的医疗人士，甚至几乎每周都有人拿着营养学的资料来找我理论，我请他们上诊所的博客，仔细阅读说明的文章；这些内容是根据许多前辈良医的临床经验而来，还有我自己十几年来的切身体会，是具有真正奇效的宝贵数据，其中也有我长年研读西方医学与营养学之后深思熟虑的反思。

四、饮食与代谢的秘密

生物凭借呼吸与饮食的新陈代谢来维持负熵以避免衰亡。因此饮食与代谢是生存与健康最重要的条件之一，也是疾病与死亡的关键，所以才有“病从口入”的俗语。

西方营养学有其重大的贡献，凭借生物化学的方法，扩展了当代医学中各种营养素对生理与疾病所产生的影响与关系，也帮助我们把视野深入到分子生物学的层次。但若能加入中医经络与系统的整体观，就能更全面而避免盲点。譬如各种营养素的补充与摄取，若未考虑**疾病状态下的消化、吸收、代谢与循环效率，常常徒增身体的负担**，并引起肝胆肠胃疾病与腹泻，甚至在血液中堆积，反而输送不到需要的组织与细胞。

1. 万物之灵的饮食

临床上常常发现在动物身上累积的研究结果，经过几年的应用之后，并不适用于人体，所以必须先搞清一个最重要的问题——万物之灵的“人”和其他动物在饮食上有哪些差别呢？

事实上这不仅和消化系统有关，还和整体的经络系统与循环系统相关，如果不懂身体的整体系统怎么运作，怎么吃都不会健康。

（1）直立和吃熟食

不提太久远的爬虫类、两栖类，只说哺乳类最早的始祖，像老鼠一样的啮齿类都是趴着，整天都在吃东西与找东西吃，一直到比较大的哺乳类动物像六畜，也还是趴着，四只脚朝地，没有太大的进步。牛跟羊为了分解草，甚至还进化出四个胃，所以它们的身体为了维持消化系统与代谢，耗费了很大的力量。

一直到了灵长类才开始直立行走，直立是很重要的身体构造突破，如果没有直立，头、肠、胃会在同一个平面，**因为直立，人才有了上、中、下三焦，才开始有了分频的管理**。就像冷气一样，为什么现在有变频冷气，因为不同的状况下要有不同的处理方式，才能提高能量运用的效率，事实上，身体就是以类似的方式在运作。

(2) 分频变频的管理

人分成上、**中、下焦三频，下焦的主频是第二谐波足少阴肾经，中焦的主频是第四谐波手太阴肺经，上焦的主频是第六谐波足少阳胆经**。

足少阳胆经不仅经过胆，**在人直立之后**，包括胃、肠、胆经等，均以足少阳胆经为上焦主频，最后都往头上分化，而其他低等哺乳类动物的经络并没有向上延伸。对万物之灵的人类来说，身体六条高频的阳经都往头上发展了，使得头上气血循环与营养供应的效率远远胜过地球上的其他生物。

但光这样还不够，人类还要懂得吃**熟食**，才能提升消化的效率并节省消化吸收所需消耗的时间。不懂用火，只有分频观念，也不会发挥得如此极致，就像牛羊老鼠都是整天在进食。**人因为直立和吃熟食，让肠胃有机会空着，才能把同一条经络的气血从中焦往上焦输送，来达到分时分频的管理分配，也才有人类世界的创造与文明**。

所以，吃熟食非常重要。譬如，吃生鱼片、生菜是不是很容易就觉得吃饱了？但生鱼片经煮熟，青菜经烫过，就变得容易消化，肠胃一下子就排空了，而且食后需要休息的时间也明显缩短，很快便能恢复精神饱满。

如果没有透过加温加热把食物的细胞壁、细胞膜或纤维质稍微破坏一下，现代人根本不可能在一两个小时内把食物全部消化掉，便很容易像牛一样，整天一直在咀嚼，胃总是满格工作，全身的气血大半被锁在中焦，根本没有时间可以调度去做别的事，就像人吃完饭后立刻工作或开会，总是容易打瞌睡。

(3) 后天气血之母的胃气

所以中医最重视胃气，认为其是**后天气血之母**。《内经》提到“五五二十五阳”，就是强调胃气是其他阳气的源头，唯有中焦足阳明胃经充分消化吸收水谷之气并且排空，将食物的精华传输于相表里的足太阴脾经，再贯注于血脉之内，并凭借循环系统敷布全身，血中的血糖充足，气血才可以往上焦输送，维持头部脑细胞的正常运作。

人体的脑细胞十分特别，它跟肠细胞一样，只吃葡萄糖，即只选择葡萄糖为燃料，其他都不要。就像我们去加油一样，加油站有92#、95#和98#汽油，可是脑细胞只吃98#汽油，加92#汽油引擎会坏掉，而人体大部分的细胞也**以葡萄糖为主要能源**。

所以桂枝汤将息法中特别强调，喝热粥来搭配药物方剂的作用，甚至将白米粥视为方剂组成的一部分，凭借水谷之气来加强营内卫外的**营卫之气**，才能将药效发挥到极致，这正是宝贵的临床经验。

可惜现今大多数的人误信各种短期流行营养学的偏见，认为稀饭是高GI（Glycemic Index，升糖指数）的食物，容易让血糖迅速升高，以及吃米饭会发胖等奇怪的说法。一般病人也常反映吃粥会反胃，殊不知食物的调理与食用方式决定了其不同的功效，米饭煮的稀饭当然令人乏味，因为是隔餐的食物，容易受微生物污染，换成生米熬的新鲜热粥，才能调和脾胃与营卫之气，发挥在生病时补充能量与提升免疫力的作用。

2. 以妄为常的媒体误导

我要求病人每日应吃四碗160g的米饭，但许多人向我抗议说会发胖，其实四碗白饭不过320cal，远远低于人体每日所需的1500cal的基本热量，若不是还吃了其他难以代谢的食物，如何会发胖？吃进去的食物当然要能有效率地升高血糖，才能提供细胞能量的来源。只要吃到每天应食份量的米饭，许多代谢、免疫与循环系统的疑难杂症皆可不药而愈。

糖尿病的病因在于进入血液中的糖分无法有效地转运到需要的组织与细胞，只要改善循环的问题，即可解决居高不下的血糖浓度，而吃一些不易消化且难以补充能量的食物，将徒增身体的负担并造成身体的能量匮乏，衍生出许多问题。就像是担心法拉利跑车超速危险，却不用轻踩油门的方法，反而用柴油取代98#汽油加到油箱，不只车子跑不快，只怕引擎不久也将报废送修。

这种以病理状态的条件作为正常人日常生活的指导原则，正是《内经》早在千年前就指出的最常见的养生谬误，也就是所谓**“以妄为常”**的偏差。偏偏当代医学充斥着这类理论与观念，造成了大量以**治病的方法来养生、以养生的方法来治病**的错误。其中的关键就是王唯工教授在生物物理学的课堂中所指出的“**研究方法决定了内容与结果**”。当代西方医学的主流研究方法是**生物统计学**，偏差大于正态分布下平均值越大的现象越容易发现，而偏差越细微与越接近正常的现象，既不容易统计也不易研究，反而容易被忽略。

另一方面新闻报道**少见多怪**的惯性也助长了“以妄为常”的偏差，所谓“狗咬人不稀奇，人咬狗大新闻”，报道吃米饭易得乳腺癌的版面与关注度，远胜于吃米饭可以抗癌的研究成果，更遑论其背后的商业价值与运作。

3. 消费型经济下的卡奴

常常有病人告诉我，他们长年不吃米饭、熬夜、吃麻辣火锅，快意纵情，为什么以往都没事？反而开始注意养生了，病痛却一一爆发？

其实，这就像信用卡一样，刷卡买单、借款消费何等畅快，尤其是分期付款或是只缴利息，何难之有？反而节衣缩食还钱才是辛苦的任务。可是，一旦本金加利息，利上滚利，总有成为痛苦“卡奴”的一天。

身体的健康也是如此道理，**生理与病理的代偿系统就像垃圾桶一样**，承受日复一日的病态累积，若是肆无忌惮变本加厉，总有来不及清除以致溢满而出的时候，及至此时才发现问题想要解决，早已成为积重难返的烂摊子。

所以，虽然**疾病的发生与变化千奇百怪，治病仍有其准绳与规律**；更何况养生之道亘古不变，早已记载于经典的古籍之中，只是我们**能否将古老的智慧天天日用，习以为常**；而不是标新立异，“以妄为常”。

4. 别了！医师

德裔的S获聘日本京都大学教授，2004年离开台湾前夕，到门诊找我诊疗。在一周的治疗后，他率直地告诉我，自己多年的失眠一点儿也没有改善。我也明白地回答他，脉诊中看到的问题并没有因经方的治疗而消失，可见病因仍在持续累积中，最常见的原因就是饮食禁忌遵守得不彻底。所以我请他将每日饮食记录下来，隔周当作作业交给我批阅。

果不其然，作业中发现了许多盲点，S才根据我的建议，严格遵行。

隔周起，S终于可以一觉好眠，再服用一个月的中药之后，失眠从此远离了他的生活。

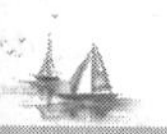

最后一次门诊，S 问我还有什么建议吗？

我提醒他可以去参加内观的十日禅修课程，除此之外，重要而关键的医嘱我在第一次门诊时都已仔细交代清楚，需要的只是实践而非重复讲解。

多年来，S 都不曾再回来就诊，只托人转达他的感谢，答谢内观与医嘱对他身心健康带来的帮助。

本章重点

1. 在疾病初期，无形“气”的变化常常提早显现于病人的神情、气色、声音与脉搏等生理特征上，并且影响到病人主观的知觉。

2. 疾病一开始一定从无形的“气分是动病”开始，也就是影响波动的振幅部分，随着病情的发展与加重，进而影响到细胞与组织的结构，才陆续干扰到波动的相位差，此为“血分的所生病”。

3. 遵循道家“无为而治”而无不治精神的中医，特别强调“治未病”的重要，也类似当代“预防医学”的观念，即尽可能在最短的时间内，以介入最少、不着痕迹的方法，解除疾病的威胁而使身心重回健康。

4. 透过疾病与死亡，是人类对外在环境周期波动影响认识的必然课题，世界上若没有疾病与死亡的痛苦，积习惯性必然牢不可破，人们一定倾向于无所忌惮，而人类对周围环境的破坏所产生的混乱与陈疴必定积重难返，终至天地否塞。

5. 生物凭借呼吸与饮食的新陈代谢来维持负熵以免衰败。人类因为直立行走和吃熟食，让肠胃有机会空着，才能把同一条经络的气血从中焦往上焦输送，来达到分时分频的管理分配，也才有人类世界的创造与文明。

6. 疾病的发生与变化千奇百怪，但治病仍有其一定的准绳与规律；更何况养生之道亘古不变，早已记载于经典的古籍之中，只是我们能否将古老智慧天天日用，习以为常；而不是标新立异，“以妄为常”。

第九章 养生的秘密

气

阴阳五行

周期性波动

共振

傅立叶分析

谐波

上古之人，其知道者，法于阴阳，和于术数，食饮有节，起居有常，不妄作劳，故能形与神俱，而尽终其天年，度百岁乃去。今时之人不然也，以酒为浆，以妄为常，醉以入房，以欲竭其精，以耗散其真，不知持满，不时御神，务快其心，逆于生乐，起居无节，故半百而衰也。

夫上古圣人之教下也，皆谓之，虚邪贼风，避之有时；恬惔虚无，真气从之，精神内守，病安从来。

《素问·上古天真论》

关键词：养生、消费型经济、缺氧、运动、性生活、拉筋拍打、精神情志

2010年冬至中午，电视台记者来采访我，问道："冬令进补要吃什么？"

我淡淡地回答："穿暖远胜吃补。"这么稀松平常的回答，当场令来访记者觉得无趣又失落。虽然这位记者后来也成为我的病人，但因为无法交差，这家媒体也从此不再访问我。

一、养生就在平常

每当病人问我该如何食补养生，我总是请他们读一读门诊墙上的“上古天真论”。但就是这么简单的答案却总让他们手足无措，好像不多吃些什么，就会造成自己身体的损失。所以我一再地提醒病人，我们被消费型经济透过贪念洗脑洗得太彻底了，在这个物质充沛、信息爆炸的时代养生，**少犯错远胜多做多错，收敛身心远比发散、增加混乱更加重要**。

1. 养生不等于食补

为什么我强调，冬天穿暖最重要？因为冬天最重要的是“补肾气”，只有保暖、多休息、睡得好、不妄作劳，方能避免外感风寒直入肾经耗伤气血，进而再凭借休养生息真正补充肾气，所以许多长寿动物都有冬眠的习惯。但是从口而入的药膳食补，一定得先入脾补脾，经消化吸收后才有可能接着归经入肾补肾。补脾是必然，补肾则未必，因为补了脾气，土则克水，肾安得受补？

试想那些食用进补黄芪，结果导致全身发热、精神亢奋的年轻人，晚上睡不着觉，只好彻夜唱歌、夜游、轰趴，怎能不伤肾？就算懂得足不出户，但黄芪增加了三焦表气，就虚了里气肾阴，这就是《内经》所谓“冬不按跷”[①] 的道理，连冬天按摩都有可能造成春天流鼻血的相关后遗症，更何况在冬天半夜睡不着觉起来看电视、打游戏、熬夜跨年和纵欲过度等皆致“冬不藏精”的活动。

2. 食补不等于药膳

补肾气的同时，唯有兼补“肺气”，才能土生金、金生水，肺肾两全。什么最补“肺气”？很简单，就是吃米饭。适其寒温，穿得暖、吃米饭、睡好

① 《素问·金匮真言论》提及“冬不按跷，春不鼽衄。春不病颈项，仲夏不病胸胁，长夏不病洞泄寒中，秋不病风疟，冬不病痹厥，飧泄而汗出也”。

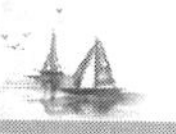

觉，如此这般最养生！但这些不就是我们天天在做的普通事？

没错，养生就在平常的衣食住行之中。

当代媒体肆意宣传，人们习于以妄为常，到处充斥着“**以养生的方法来治病，用治病的方法来养生**”的错误信息，影响所及造出许多不常见、不该有的奇难怪病，让医师与病人都疲于奔命，得不偿失。其实，千年以来人类的遗传基因并没有发生显著的变化，养生的方法也必定古今皆然、简明易懂，老幼妇孺人人都能在日常生活之中时时奉行。相对的，疾病的变化却成千上万，治疗的时机也是稍纵即逝，所以必须延请术德兼备的医师仔细诊治，妄不能自行揣测，这是养生与治病最大的差异，也是养生最重要的观念。

3. 以少领多，少就是多

返老还童是道家养生的基本方向，也是许多人的梦想境界；但光阴似箭，青春总是一去不复返。生命的流逝就像魔方一般，但大多数人总是越转越乱，以致无法恢复原状，甚至加快了混沌而衰老折寿。正如前所述，由于身体混乱程度的累积增长，终致无法收敛还原而生病与死亡。

生物凭借呼吸与饮食的新陈代谢来维持负熵避免衰败，除了饮食之外，另一个更关键的限制因素正是吸入氧气、排出二氧化碳的呼吸作用，也就是中医所谓的“肺气”与“宗气”，这正是十二经脉的起始。

高等动物循环系统的进化方向，几乎都是以气体交换和分配的效率为主，所以有“肺朝百脉”的观点。从鱼类、两栖类、爬虫类、哺乳类到人类，如何让每一个细胞都充分取得氧气并排出二氧化碳，决定了组织的分化与生命的发展，呼吸作用的效率如匍匐前进般地逐步提升，大大改变了生物的生活形态与物种的生存进化。

但纵使是万物之灵的人类仍饱受缺氧之苦，吸进的氧气不足以供应身体所需，进而因自由基的累积而衍生出许多内生性的疾病，造成包括癌症在内的致死性疾病。

自从地球有生命以来，**氧气永远是最缺乏的必需品**，特别是在万物之灵的人类身上竟然只有不到五分钟的存量，这正是生命进化的限制条件与瓶颈，越是高度的分化或是增加生物代谢的负荷，越是增加缺氧的负担，也就产生越大的混乱，而疾病与死亡却逼迫着我们减少对生命本身的滥用，这就是**“以少领多”**的观念。

所以**“少就是多”**，减少虚妄行为与肆意耗散，减少不必要的耗氧与过氧化，让循环系统的共振设计发挥最高的效率，并足以支持整体与局部呼吸作用的进行，维持负熵避免衰败，如此才是提供生命最佳的生存条件与最缓慢的老化死亡之路，也才是中医养生的核心。

4. 身、心、灵三大原则

所以，在这个时代真正要养生，答案仍是**《素问·上古天真论》所强调的三大原则**“虚邪贼风，避之有时；恬淡虚无，真气从之；精神内守，病安从来”。这是古代圣贤代代相传的医学智慧，也是我二十年来临床经验的实际印证，内含**身**、**心**、**灵**三个不同层次却范畴互涉的生命哲学，更是让人们能远离疾病，健康、快乐活下去的真理。

在本书的一开始，我们就从**气**这个周期性的波动观念，谈及生命与大自然的共振，在生老病死这个生命的必然周期中，不仅赞叹与享受生长的过程，看着生命从简单的胚胎发育到成熟的万物之灵，这一复杂的阳气发扬展现；也要能理解与欣赏衰老、疾病与死亡的阴气的收敛意义，这样才能在有限而不能肆无忌惮挥霍的生命周期中，体会并配合大自然的韵律，然后在**人生落幕的过程中，觉悟寂然退隐的生命完成**。

人性的七情六欲与大自然的风雨晴暑，造成人体混乱程度的发散与收敛失去平衡，进而产生疾病，中医则透过十二经脉“病理矩阵”的诊断方法收集信息，收敛混乱程度，再凭借“药理矩阵”的治疗原则，运用大自然有形与无形的资源，调整恢复大小系统之间的平衡，让生命尽其天年，而无身心窒碍。

这一系列大小宇宙共振、混乱程度发散与收敛的观念中，最重要的就是必须透过“上古天真论”所强调的**三大原则落实于日常生活之中，于行、立、坐、卧、饮食之中，无时无刻不维持着“气”的共振状态，以最高的效率运用时空资源而不留下问题，这才是真正的养生之道，且唯有如此方足以称为万物之灵**。

二、虚邪贼风，避之有时

“风为百病之长”，人一旦感冒了，身体即进入类似战争的混乱状态，是体力与资源最大的消耗与浪费。这个万病之源，生命的大敌，当然是预防疾病与养生的首要之务，所以**晨起浴后加衣、出门戴帽子、流汗立即更衣不要着凉，时时适其寒温，避免无孔不入的虚邪贼风所引发的外感风寒，自然是养生的金科玉律**。

人类是“裸猿”，体表的毛发为了更高的进化尽皆褪去，使得散热与直立行走容易达成，同时也帮助循环系统的能量分配。因为人类懂得利用各种材料制作衣物，筑房建屋御寒保暖，所以寒冷并不可怕，可怕的是**风寒**，也就是忽冷忽热的天气与温度的异常变化，造成人体体表物理条件恒定的破坏，这就是所谓**虚邪贼风**。

一旦维持恒定的条件破坏了，循环与免疫系统将无法有效运行，在体表伺机而动的各种微生物就会大举入侵，造成一连串的危害与不可收拾的感染乱局，这也是《伤寒杂病论》着眼的开端与核心精神。所以《内经》强调“圣人避风如避矢石”，预防外感风寒所造成的大半疾患，当然是养生之首要，“穿暖远胜吃补”的先民智慧也正不言而喻。

临床的经验显示，七成以上的患者就诊时早已感受外邪，只是以各式各样的症状呈现，而且不光会出现一般人熟知的上呼吸道症状。若不是脉诊上会显示肺经与膀胱经的病理特征，连医师也常常忽略外感风寒的普遍性与严重性。

特别是那些免疫系统异常与患有慢性炎症的病人，脉诊上总是长期出现感受外邪的症候；而那些怕热喜欢吹风的朋友，常自以为天赋异禀、身强体壮，其实大多是阴虚内热夹风寒，最后常常会出现疑难杂症。因此，只要片刻贪凉就等于是开门揖盗，让病原趁虚而入，**虚邪贼风**的防范千万不可不在意，更不可因为德不卒而忽略气馁。

1. 随时察觉身体周围气场

中医养生的精神，最重要的就是要**随时察觉环绕在身体周围的“气”场，每时每刻留意该做什么与不该做什么，并内化日用习以为常，到最后从心所欲自然显现无碍**。因为常见的疾病成因几乎都是日常生活中的习惯出了问题，日积月累，等到身体缓冲代偿的系统用尽了，就如同垃圾桶装满了，才会像压垮骆驼的最后一根稻草招来疾病或导致衰亡。

临床上许多病人很困惑，为何治病调养一段时间后，风一吹自己就会感到不舒服，之前反而不会。其实这正是因为人体预警的烽火台恢复功能了，身体末梢前线的知觉复原了。在加护病房进行研究就会发现，那些濒死的晚期癌症患者，一向都自认为自己是最健康的，似乎从来都没有什么病痛，百般不解自己为什么会得恶性肿瘤。所以**身心健康的人，应该能够敏锐察觉外在环境的变化，并无时不刻调整自己以适其寒温**。

2. 穿衣也可养生

人们常忽略“穿衣”这个最重要的养生方法，总是贪凉、怕热，怕流汗，爱吹风。其实这正是人类屈从于疾病的“复气”作用，陷入如同疟疾原虫透过让身体发热，利于蚊子叮咬进而传染散播疾病，并达到繁衍物种的恶性寄生循环。

所以，门诊中有七成以上的初诊病人，长期处于感染、接触感冒、风寒外邪的状况而不自知。其实就是因为人感冒了，身体才利用发热发汗的病理机制，动员免疫系统把外邪赶出体外。一旦怕热少穿衣服，或者短袖没领子，流汗吹到风，感冒就会重复发作而挥之不去。届时微生物反复侵袭，占领身体对外的交通要道并且伺机而入，造成更大的危害将一发不可收拾。所以千万不可小看怕热、怕流汗的小习惯，而无形中酝酿成潜在的大危害。

所以穿衣要尽量舒适、透气，吸汗又能排汗。棉质、麻质、蚕丝、毛皮依四季暖热凉冷适时适地搭配。临床或日常生活中，我总是不厌其烦地提醒周围的亲友与病人要避免吹到风，风大要戴帽子，衣服要扎进裤裆，不要露肚子，尤其是女性；脖子是任脉的外露端点，绝对不能没领子，更不要说低胸露背了。此外，尽可能乘车而不要骑摩托车、电动车，如非骑不可，务必做好防风措施，安全帽、围巾、口罩、手套与防风衣须一应俱全。

3. 留意居住空间的设计

虚邪贼风避之有时，强调的不只是气流波动的变化会对人体产生影响，电磁波、光波、辐射、地磁的波动都会对人体产生作用。张荣森教授的研究发现，人体皮肤表面的电位像海浪般一波一波周期性地与心跳同频。在共振的机制下，太阳风、黑子风暴透过电磁波与地磁的交互作用，对环境与生命都会造成严重的干扰。幸而人类拥有结庐造屋的技术，得以遮风蔽日并减少这些看不见的波动影响，也因地形环境不同而产生不同的居住文明。

华夏文化自从轩辕黄帝运用指南针开始，发展出独特而精致的居住文明，也就是大家耳熟能详的左青龙、右白虎等风水知识。经方家使用方剂治疗疾病也继承了其中的概念与系统。相对于风水学家直接利用地利，经方家凭借地利产生的本草精华构筑成方，进而救治因违和天时变化，产生的人体五脏六腑的虚实偏亢。养生当然可以运用其中的知识与观念，融入日常居住与活动空间而享受地利之助，所以在2004年诊所搬迁时，我便将这样的知识运用于新诊室的设计，以减轻患者就诊时的压力，并将其作为治疗的一部分。

许多人生病起因于居住环境不理想，门诊里常看到许多家庭男女老少都出现类似疾患的脉证，一开始会联想到遗传，但夫妻也一样，才令我注意到环境与饮食的影响。**像台湾这么湿热的环境，如今又多数都是水泥盖的房子，**这样的房子白天吸热、夜晚放热，夏天人等于住在蒸笼里，怎么能不生病呢？为了调节身体的温度与湿度，心脏变成人体空调除湿机的泵，难怪热带地区的人平均寿命普遍较低。

由于水泥建材吸热，台湾从春末到中秋，室内都不得不开空调，热气排到户外则像火炉，只要在都市柏油水泥丛林走动，立即伤暑而汗流浃背，再进入室内空调房，忽热忽冷一定感冒，这种寒暑夹杂最难对付，变化也最多最快。

空调冷气是增加混乱、以邻为壑的典型当代设计，但若不能透过都市改造进行整体建筑规划设计，运用符合环境永续的科技，提供系统的解决方案，光靠局部个人苦行忍受的环保，效果绝对是有限的。

这也正是西方科技思考与中医天地人系统观明显有别的具体例证，深深期待当代的岐伯、伊尹或是医圣能够出世并凝聚共识，解决这个时代与社会的众多陈疴宿疾。

4. 适度适量的运动

当然，除了虚邪贼风避之有时的正面意义之外，还有另一面积极的作法，就是大家熟知的运动。俗话说："活动活动，要活就要动"。风善行而数变，主变动行动，也关乎生、长、收、藏的生气。透过适时、适度、适量的活动，可以帮助人体循环系统与组织的共振，当然有助于养生。

何以适当运动有益健康？原理在于十二经脉的原穴都位于四肢末端，也就是王唯工老师强调的动脉末端循环，并且与头部的循环构成身体**五大循环**，是调整气血的大枢纽，再加上四肢可以灵活地伸展摆动，透过规律与韵律性反复进行的周期活动，自然可以加强循环系统的共振而有助于养生。

一般人总习惯强调凭借多运动来保持健康，但是大多数的病人只要心气不足，便无法充分供应四肢循环，勉强其运动来增进心肺功能反而会增加心肺负荷，**因此必须先将五脏六腑十二经脉的共振恢复，方能重新缓缓启动**。

当代西方的健身观念强调透过运动将心跳增至两倍以上，即强迫大幅增加心输出量，借以促进心肌细胞燃烧大量脂肪酸来耗能与减重，更是与东方或中医的养生观念有天壤之别。心跳一旦接近正常值的两倍，**血压中单数谐波供应的脏腑经络就濒临循环与灌流的下限**，足厥阴肝经、足太阴脾经、足阳明胃经等经络相关的脏腑组织功能势必受到排挤影响，不利于后天胃气与基频相关的基本生理功能维持，偏亢的气血分配当然也不符合养生观念。

所以中医主张适度的运动，也就是适度地增加心输出量，而不是过度影响气血分配，更重要的是必须促进内在脏腑经络的循环效率与灌流，**也就是"得气"或共振**，这才是真正帮助整体的血液循环，而不只是肌肉发达、五脏六腑失调的百病丛生。

因此中医提倡的养生运动务求心跳数（量脉搏）不可明显增加太多太快，

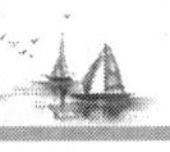

气血的分配方能均衡不偏，养心肺阳气的同时也不至于伤及肝脾胃气。运动时全身应力求松软，如此血管与组织弹性匹配，方能充分维持共振而达到高度的效率；更不可大汗淋漓造成小便短少，伤及心气与肾气；气喘吁吁伤及肺气，汗出当风而外感风寒，这样绝对是得不偿失的。空腹血糖太低与饱食之后都不宜运动，休息不足与生病更应避免运动，烈日酷暑与刮风下雨更应切记避免。

（1）东方得气运动首选太极拳

至于中医的传承，要让身体得气，最适合的运动首选太极拳。太极拳能让全身组织与循环系统中各种谐波处于完全共振的状态。每日勤练，气自然能流行于经络之间，并渐渐蓄积于奇经八脉之中，促使循环达到高度效率，增进身体健康。若将蓄积的共振能量发泄于外，便是“发劲”，越低频的谐波，发劲的距离越远，对练武的人来说，功力就越高。

偏偏现在流行的气功功法大多简单易学，**着重加强三焦表气，如同黄芪的药效**，轻而易举就能产生**外气**作用，自然容易伴随**里虚**的副作用。

（2）西方和谐的芭蕾

年过半百的俄罗斯芭蕾舞蹈家玛雅（Maya Plisetskaya，1925—）带领西班牙国家芭蕾舞团来台北表演卡门与垂死的天鹅等剧目并亲自担纲主演。在观众如痴如醉的掌声中，她以暮年成熟的舞姿诠释了三次截然不同的风中残烛的天鹅悲歌，呈现出永恒不朽，宛如冬日铺满遍野凋落枫叶的凄美寂静。

这些舞蹈家从小透过古典芭蕾舞严格而系统的训练，每天一步步规律与韵律地反复进行周期活动的累积锻炼，由线性几何、交叉旋转的古典芭蕾到抽象流线、自然跃动的现代舞蹈，最终得以凭借身体的律动歌咏，达成生命与艺术的极致表现。

这也正是我身为医师每日不厌其烦为病人诊疗，期待他们健康复原背后的动力。同样身为万物之灵，如舞蹈家这样生命力的发扬，对卓越、浪漫、深刻精神的追求，是不分时代、阶级、国界、职业与贫富贵贱的，是完全源自于内在精神与身体动力的绝对融合与共振，也是内气交荡共鸣发显于外，进而创造动人心扉的美丽乐章。

5. 小朋友与女性更须留意风寒

（1）小朋友

青春期之前的小朋友，发育的重点在于免疫系统与神经系统的复杂辨识，身体通过不断地接受新事物与各类微生物的刺激来学习应变。但由于尚未发育成熟，就像**兵力有限的防御工事**，仍需要小心呵护。

多动症与过敏儿童长年都有风寒侵袭的脉象。为了避免风邪袭首，我甚至帮上小学的女儿转学，就是因为夏天教室没有冷气，只靠头顶上的电风扇旋转猛吹，风邪一波波侵袭小朋友的脑袋，谁能幸免于难？难怪十之八九上学的小朋友，脉诊总是会出现外感风邪的信号。再加上只有治标不治本的症状治疗，当然全班流行各种风寒感冒，此起彼落互相传染，学校变成各种微生物的培养温床，直到寒暑假才有所缓和，这样如何能培育英才？！

小时候坐在父母的摩托车后座，前往老中医处就诊，一两年下来，每次都被诊断为外感风寒，心中颇为疑惑不解，甚至怀疑老中医只会治感冒，而不帮我调养脏腑。等到自己成了医师，透过脉诊仪才客观地印证了这个真相，而且明白**同时治疗外感并调养脏腑的高难度才是经方家的最高修为**，也是先师张仲景之所以被称为医圣的道理。好比太平宰相治国安邦虽然不可多得，但自古能在战时出将入相，同时处理内忧外患、救亡图存并治乱定国的军机首辅更是百代难得。

以上这些看似寻常的方法，其实正是那些风邪经年不愈却不自知的病人最有效的简易良方。千万不要小看这些细节，久咳不愈或顽固的过敏、荨麻疹、异位性皮肤炎、气喘、免疫疾病，甚至疑难杂症，能不能彻底根治或是杜绝反复发作，关键就在于食物与生活习惯的改变与养成，不光是凭借经方的神奇疗效。因为“大毒治病，十去其六；小毒治病，十去其八；无毒治病，十去其九”，不管是最后康复阶段的调养复原或是平时的保健，都必须凭借这些不起眼的絮絮叨叨、再三叮咛与耳提面命。

（2）女性

对于治疗与调养完成的病人，我总是请他们休息一阵子之后，若有感冒症状一定要马上回诊，**因为感冒是身体复原后从健康状态退步最快与最常见**

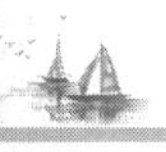

的途径。尤其是女性在**月经与生产前后，第二谐波肾气偏弱却又阴虚发热**，若不注意保暖避风，特别容易引邪入里成为风寒。可惜能灵活运用经方同时补虚去实的医师已不多见，大多中医师甚至视麻黄、桂枝、细辛、附子为毒蛇猛兽，也不知医圣从未有将柴胡与当归并用之理，更遗忘了月子风或月经风寒之下不可补肾，而擅用四物中的熟地黄，当然没有几个人能坐好月子。

经、产、胎、带自然演变成**六十二种风证而深入奇经八脉**，到了更年期才将早已因循环失衡导致的**五劳七伤**，与西医一样误以为是女性激素不足。若再予以雌激素这类的药物，勉强生殖系统运作更是犯了虚虚实实的大错，不仅增加乳腺癌等恶性肿瘤的发病率，甚至连循环系统的问题也会一一爆发。

若不是美国国立卫生研究院大量研究的证实，可能至今医界依然将雌激素视为更年期的标准治疗处方。这个研究课题在十年前答案尚未揭晓时，我即与王唯工老师讨论过，这对中医系统性思维也颇有启发教育性。

有关雌激素的基础医学研究显示其有促进循环系统功能的作用，能帮助血管扩张，减少血管的阻力，这或许可以用来解释在更年期时血中雌激素浓度急速下降伴随而来的发热、潮红、烦躁、难眠等症状。以西方医学的病理模型，补充雌激素的不足，理应可以有效治疗更年期症状，甚至可以改善循环系统的功能，但临床医学实验却为何呈现相反的结果，原因至今在西方医学妇产科仍未有定论。

其实，从初经之后，女性**每月的生理周期形成身体最大的韵律与主宰力量**，不仅支配着生殖系统，月月不断更新准备着受孕，还透过内分泌与神经系统调节着各种相关的营养与代谢，而负责交通的循环系统不仅搬有运无，提供有形的资源与无形的能量，还平衡五脏六腑之间的气血分配和奇经八脉的蓄势待命，准备迎接新生命。

当女性届于更年期，身体已逐渐衰老，**生殖系统停止运作可大大减轻循环系统的负荷，进而将气血重新分配到更需要的脏腑**。毕竟，生殖功能是完全无关个体生存的部分，在衰老的过程中势必优先停止运作，这就是循环系统因时制宜的适度气血分配。若是反其道而行之则深受其害，不只异常活跃该休息的女性功能组织，增加了癌变的发生率，更加重了循环系统的负担而导致心血管疾病。

由于循环系统功能的退化伴随着衰老的发生，使得足太阳膀胱经更容易外感风邪，产生发热、潮红、烦躁、难眠的症状。更年期前后女性的脉诊上也常见肺虚、肝火兼外感的信号，若又怕热贪凉则更致恶性循环，甚至出现肝风内动类似歇斯底里的病机，这正是虚邪贼风的极致表现。

6. 性生活和谐

中医认为，性生活对身心的影响甚大，所以有**七损与八益**[①]的谆谆教诲，对照历代皇室最重视周公大礼的清朝，遵守后宫规矩则高寿，轻忽纵欲则短命，两者明显落差，更可以参悟个中奥秘。**性爱是人类独有且异于动物禽兽交配的灵性表现，将受到生殖周期驱使的强烈原始欲念升华成两个人之间彼此相爱、和谐尊重的互动共振**，才是身心交融寓养生于床第之间的微言大义。

“食、色，性也”，中医养生的智慧就是将个人与生俱有的天性，凭借学习生生不息的“天道”运行，转化为“恬淡虚无，真气从之”的绵长悠久。

三、恬淡虚无，真气从之

每当病人听到饮食禁忌，总是有许多人脱口而出说“郭医师好无趣”，但我常常告诉患者“就因为不懂生命的趣味与美丽，才会那么重视口腹之欲，以致病从口入，脏腑偏亢而折寿”。我自己也经历过那样的学习过程，才更加深切明白**“恬淡虚无，真气从之”**的内涵与可贵。

1995 年，我第一次到鼎泰丰喝鸡汤，对那清淡的滋味颇不以为然，深感不解这家号称世界十大餐厅之一的招牌菜竟然如此，比起十年内所吃的各种所谓美食真是有天壤之别。那时候的我每年几乎发作输尿管结石两三次，虽然每次自己都能凭借经方将结晶排出，最大的竟然接近小指头般粗细，上头

---

① 《内经》有七损八益的记载，但并无特别阐述。《素问·上古天真论》：“能知七损八益、则二者可调，不知用此，则早衰之节也。”**七损八益**记载于长沙马王堆出土的医书《天下至道谈》中，七损指一曰闭，二曰泄，三曰竭，四曰勿，五曰烦，六曰绝，七曰费。八益指一曰治气，二曰致沫，三曰知时，四曰蓄气，五曰和沫，六曰积气，七曰待盈，八曰定倾。

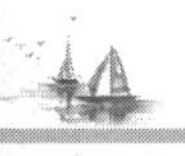

布满尖刺，但那种椎心疼痛如同尖刀往体内钻。

痛定思痛之后，我决心找出原因，一方面透过逆行尿路造影，发现右侧输尿管先天异常，多出一段回路，但这是父母所赐，无法改变；另一方面经由饮食的记录分析，发现自己蛋白质的摄取比例偏高，膏粱厚味更是加重了矿物质的结晶概率，最严重时，竟然只喝一碗排骨汤或几块豆腐就会发作血尿与结石，于是开始严格执行饮食禁忌并搭配经方治疗，终于逐渐减少发作频率，进而改善了体质，这几年就算喝大骨汤也不再发作。

1. 适嗜欲于恬淡

当我再次享受鼎泰丰的清炖鸡汤，果然尝出了其中甘淡香润的好滋味，于是深深体会到“**适嗜欲于恬淡**”的道理，原来过去的味觉因重口味变迟钝了，尝不出细微的滋味变化。其实透过**简单烹饪保持食物原味，才是真正清雅朴素的美食佳肴**，过度的调理与厚重口味只会伤害感觉神经，并**造成身体五脏六腑气血分配的偏亢与失衡**。

难怪鼎泰丰的客人总是一再光顾而不嫌腻，服务一般观光客的夜市口味则**大辛大甜如同浓妆艳抹**，吃时令人胃口一振印象深刻，吃后却常常口渴难耐，甚至肝脾俱伤、胃痛腹泻，而不敢再次造访，自然也品尝不出食物的淡淡原味。

我的几位在五星级饭店工作的大厨病人就诊时或早已失去味觉，或百病丛生，更有许多美食爱好者与餐饮学校老师的病家，他们每每饱受肝火亢烈之害，或是胃实脾虚之苦。

个中之谜正是因应了共振的道理，也就是“久而增气，物化之常；气增而久，夭之由也”。**世界上太强的作用一定不会持久与累积，唯有微弱持续的力量方能长远**。就像地磁或阳光和缓的作用，万物普受其利，生物方能设定坐标或转化维生素 D；若是只有强烈的电磁波或烈日的紫外线，只怕脑瘤与皮肤癌转眼就跟着来了。

于是我看懂了五味嗜欲对病人的影响，或者说看到了自己过去受苦而不自知的影子。**恬淡虚无并非毫无色彩或麻木不仁，而是要我们内心保持如白纸般的纯净，才能不带偏见如实感受外在发生的点点滴滴**。更重要的是方能与宇宙大地微弱持续、百姓日用却不自知的“真气”保持共振，维系着天地人三者之间的相互作用。那才是生命存在最大的奥秘，也呼应着德国哲学家马丁·海德格尔（Martin Heidegger）所谓的万有存在。

2. 走出惯性与习气

所以我希望病人能早日走出被自己的惯性与习气困住的**偏见误差**，真正感受到生命可贵的柔韧力量，并且看清楚疾病的真面目。**疾病的痛苦**不是无端发生的，而是**自身的惯性与习气造成五脏六腑偏亢的反作用力，阻挡着生命无所忌惮地陷入一再反复的恶性循环**。

尤其是对于癌症患者，我有无限的悲愁与理解却一点儿也不同情，那是生命经过一而再、再而三，不断扭曲又扭曲之下的变局，绝不可能通过对抗的方式治疗成功，唯有彻底改变自己的惯性与习气，透过恬淡虚无、真气从之，**找回身心与大自然的共振，方能转化曾经受伤而今一意孤行的恶性增生**。

纵使十年以后，所有重大的恶性肿瘤都有了靶向药物可以控制，成为不死的慢性病，然而每日高昂的治疗费用，不只是患者个人与家庭的不幸，透过医保体系承受的庞大财政负担，**也将成为你、我与整个国家社会的不幸**。

中医追寻的“并非”**不老、不病、不死**的医学成就，而是生命与整体生态和大自然最亲近的共鸣共振与和谐互动。凡事恰到好处，适可而止，无欲则刚，顺从大自然的规律，才是恢复身心健康与永续生存的无形妙药。

四、精神内守，病安从来

自《内经》以来，都将身体、心理、精神与言语行为视为一个整体。《难经》里“五脏藏七神”的论述，蕴含的不只是由生理而心理、由身体而精神，由物质而灵魂，更重要的是体现“道生一，一生两仪，两仪生四象，四象生八卦，八卦生万物”的华夏古老哲学，因此才有“精神内守，病安从来”的观念来统摄养生与疗病的关系。

《灵枢》将人的精神状态细致地分为几个层次，“两精相搏谓之神，随神

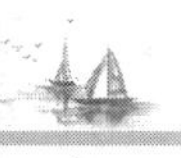

往来者谓之魂，并精而出入者谓之魄，所以任物者谓之心，心有所忆谓之意，意有所存谓之志，因志而存变谓之思，因思而远慕谓之虑，因虑而处物谓之智，精乃生形之本”。《难经》“五脏藏七神”的内容，也就是“脏者，人之神气所舍藏也。故肝藏魂，肺藏魄，心藏神，脾藏意与智，肾藏精与志”。“肝主怒、心主喜、肺主悲、肾主恐、脾主思”更将五脏六腑与情绪和情志的运作联系在一起，**内在心理或精神运作与经络系统中五脏六腑的气血分配是否和谐密切相关**，若不能以共振的观念来思考，便会忽略“天人合一”的内涵。

1. 天人合一

透过共振的机制，中医把人体视为一个系统化的整体，系统内的各部分各有所司且彼此间有密切的联系与相关性；亦把心灵活动纳入此一系统化的整体之内，所以有“五脏藏七神”的观念，将心灵或精神情志称为相同架构下的次系统；且将人体视为大自然的次系统，并据此讨论大自然环境对整体身心活动的系统化影响，因此强调**天人合一与身、心、灵合一**。

在脉诊具体客观的测量下，可以见到不同情绪对特定脏腑的谐波影响。内在心理与精神的情绪变化好比交响乐团演奏，外在的人、事、物、环境是弹拨的动力，四时有常、起居有序、饮食有节，内在的心理与精神情绪就容易保持和谐。反之当外在条件混乱不已，内在的心理与精神情绪也就容易纷乱暴躁，正所谓“**重阳者狂、重阴者癫**”，**精神情绪影响到身体的极限，濒临不可恢复的阶段**。**因此收敛精神混乱，对身心平衡与养生都无比重要**。

2. 不假外求

因此，恬淡虚无，不假外求，收敛七情六欲过度的精神耗散，正是远离内伤疾患的良方妙药。不断寻觅新奇的方法养生，生怕错过什么流行偏方，如此根本不可能做到精神内守，也无法侥幸获得健康，甚至连最基本的天天解便、一觉好眠都做不到，还白白当了各种养生教主的“小白鼠”，伤了银子也伤了身子。

（1）拍打拉筋要谨慎

以一度盛行并引发强烈争议的“拍打”与“拉筋”为例，道理类似刮痧，即依据循环系统共振的机制，破坏毛细血管丛而重组微循环，并启动炎性反应来带走瘀滞的组织与代谢物，意即拍打凭借敲击，启动强迫共振；拉筋凭借伸展，调整共振条件。

但要知道，**达成共振的条件很严苛，必须在适当力度、张力、频率与弹性下方能有益健康，否则将徒增心脏负荷，折寿且验不出伤**。因此，糖尿病、慢性皮肤炎、血管炎、心脏衰竭、心律不齐、中风与凝血异常的病人皆不适宜拍打，死命拍打更是危险。我曾经做过实验，记录病人拍打前后的血压波，结果发现有人会心律不齐。

“重组微循环”也是不得已时才用的强制手段，必须确定有“瘀滞”实症，方能有益，否则“虚虚实实”才是大忌，而且通常只能用于阳经，因“阳常有余，阴常不足”“阳主舒散，阴主收藏”。因此除上述病人外，“气虚”与“内伤”者更要小心，必须经医师诊断方能施行治疗。拉筋亦然，一旦超过心脏负荷就会导致休克，如同晕针。

启动局部炎性反应更须谨慎，因炎性反应是一刀两刃，故过敏与自体免疫性疾病患者皆应禁忌。必须针对病因，分清外邪六淫或内因七情予以施治，否则若变成慢性炎症将是弊多于利，因为大部分的癌症都与慢性炎症有关。

（2）养生没有有益无弊的万灵丹

若是无法忍受拍打或拉筋不适，切勿勉强，所有江湖术士都强调持之以恒一定会好，不会好的都是没毅力。事实上，不过是死人不会说话的虚构而已，没有病愈的患者怕被人耻笑“没恒心”，所以都不敢公开说“根本没效”。但是，医疗必须考虑安全性与有效性，所以才有适应症与禁忌症，不能排除禁忌症就会影响安全性；没有清楚的适应症，其疗效就会大打折扣。

因此越有效的治疗，就更需医师诊断施治，而不能在家自行其是，否则就是鼓吹病人自残与自杀。纵使有上千人声称自行其是有效也不可取，因为医疗绝非一将功成万骨枯的临床实验，所以《内经》对医师的最高评价是上医十全九，就是要求医师必须充分掌握适应症与禁忌症来维持高疗效，而非以量取胜，否则便很容易导致滥用类固醇，并且辩称其极为有效、救人无数，却造成可怕的后遗症。

应当防范错误观念借媒体大肆渲染并流行，视其为意识的病毒，如此才能避免许多不当方法危害一大群可怜又无助的病人，且害中医背黑锅，被西医笑话不科学，不可不澄清。

3. 意识的病毒

每一个生命都好比是**独特的乐器**，发出属于自己的音色旋律，**生命的美好在于大自然丰富的生态与世界价值的多元并存，共同构成和谐共鸣的伟大交响曲**，而不是彼此干扰混乱的嘈杂噪音，或是不协调只有强势主导的单声独奏，迫使生命失去自己独特的存在价值。这样气的乐章波动演奏，不只落实在有形的身体，也同样运作于无形的精神意识。

当外在意识的病毒透过强势媒介洗脑深植于内心并干扰原有的价值体系判断，原本独特的生命就形同被病毒寄生的细胞或中毒的计算机而无法正常运作，变成为病毒服务的失神躯壳，甚至发出杂音，进而扰乱整体的和谐。因此“精神内守，病安从来”的养生观念，在鼓励消费且信息泛滥的当代社会中，有着更加重要的时代意义，如何“**役物而不役于物**”更有着千古不易的智慧。

4. 役物而不役于物

在《鲁滨孙漂流记》中，鲁滨孙飘流于荒岛之上，沉船里有一箱箱的金币，但在岛上无法流通且毫无价值；岛上原住民星期五原本生活自由自在，却因为羡慕鲁滨孙拥有便利的枪支与鱼网，比起弓箭与钓竿更容易狩猎营生，因而被说服将每日的劳动服务凭借金币计量，累积成箱后可以交换鲁滨孙的生活物资。就这样，天真单纯的星期五被鲁滨孙的自私自利干扰，自愿沦为奴隶。然而，当金币已累积成箱时，星期五竟然没有执行原定的主从角色交换的计划，反而接受鲁滨孙新一箱金币的通胀诱惑，此时失神的星期五已被洗脑，也**认同了鲁滨孙创造的金币的虚构价值，永远役于物了**。

星期五失去的天真自在，远胜于鲁滨孙从沉船中提供的有限物资，**因他人外在的价值干扰沦为外物的奴隶，是身心最大的病态扭曲与不幸**。在现实的生活中，我们也常常自愿或被迫扮演我们嘲笑的失神星期五而不自知，这也是导致身心窒碍无法自在、心神矛盾动辄得咎并疲于奔命忙乱不堪，甚至引发身心疾病的最主要因素。如何保持一颗**赤子之心，精神内守，不假外求，**

或许才是这个时代最大的养生秘密。

5. 返璞归真

所以《素问·五脏别论》中强调“拘于鬼神者，不可与言至德”，扁鹊也讲“信巫不信医，不治”。**唯有自己才能改变自己的惯性与习气，而后远离疾病**，其实连医师都只是在帮助病人了解病因，凭借对信息的分析提醒病人收敛，而不是任由病人主宰，这才是中医真正的秘密。

纵使经方家可以挪移乾坤，凭借天时地利累积的阴阳精华平衡脏腑精神的偏亢，却绝对不敌由惯性与习气的变本加厉、为所欲为而最后形成病人无所忌惮下的失效护身符，所以才有“**天作孽，犹可为；自作孽，不可活**”的智慧谚语。唯有病人真正做自己身心的主人才是健康、幸福、快乐的源泉，医师也才有可能**“解脱”被迫扮演绝不可能胜任的“神圣万能”的角色**。

“虚邪贼风，避之有时；恬淡虚无，真气从之；精神内守，病安从来”。透过“**气**”的共振，从身体而心理到灵性，并跨越个体、群体与寰宇，混乱程度发散收敛的平衡不只是养生的秘密，更是引导我们在大自然浑然天成的环境中自在生活，真正实现万物之灵生命升华与完成**返璞归真**的经典道路。

若能落实这些观念于日常生活之中，不但能远离可怕的疾病与医院，做自己身心的主人，而且能逐渐体会“天人合一”的道理，进而真正享受身心健康与一气流畅的喜乐。

“上池之水”——这清淡无奇的古老智慧，以简驭繁的养生哲学，正如同“上善若水”的真谛，唯有透过日常生活之中的贯彻实践，方能体会中医内在的秘密，并且协助我们实现生活的艺术与生命的意义，而不至于在混乱程度发散的外在趋势下流散无穷。

本章重点

1. 养生的方法应该很简单，就在平常的衣食住行之中。而不是“以养生的方法来治病，用治病的方法来养生”。

2. “虚邪贼风，避之有时；恬淡虚无，真气从之；精神内守，病安从来”

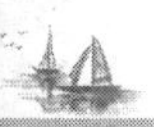

内含身、心、灵三个不同层次却范畴互涉的生命哲学。

3. 培养自己成为敏感的人，随时察觉环绕在身体周围的“气”场，每时每刻留意自己该做什么与不该做什么，并内化日用、习以为常，到最后从心所欲，自然显现无碍。

4. 恬淡虚无并非毫无色彩或麻木不仁，而是要我们内心保持如白纸般的纯净，才能不带偏见地如实感受外在发生的点点滴滴。

5. 唯有避免外界价值的干扰，精神内守、返璞归真，才能真正做到身心自在无碍。